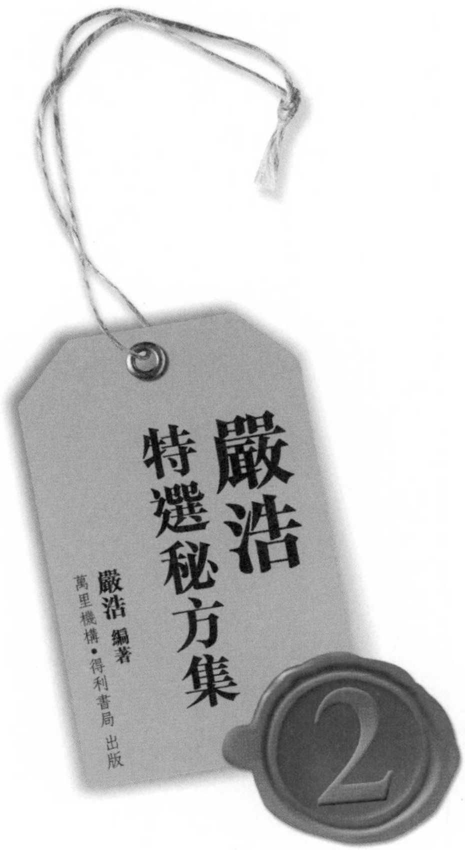
嚴浩
特選秘方集
2
嚴浩 編著
萬里機構・得利書局 出版

自序

養生就是兩句話

養生歸納起來就是兩句話：「病是怎麼來的，病是怎麼走的」，或者說：「健康是怎麼失去的，健康是怎麼回來的」。無論再顛來倒去的說，關鍵字是「怎麼」兩個字，有了「怎麼」這個意識，就帶我們開始了一個發現之旅。

比如，每天早上不知道有多少人行山，人人都好好的，怎麼只有我行山行出一個腿痛來？腿痛怎麼治？這就已經是兩個怎麼了。腿痛原來有多個成因，多個成因是哪幾個？分別是怎麼形成的？這樣一個一個「怎麼」問下去，就開始了一個健康之旅。這是一個充滿知性的旅程，會從中學會很多知識，得益的也是自己，是人生中最實惠的發現之旅。

不要因為滿街醫生，便以為健康唾手可得。反比起走養生之旅的一步一個腳印，還不如坐個的士看醫生方便快捷；要知道自己的健康自己負責，完全依賴醫生，等於投資股票，只知道進，不知道出。有一天醫生在你的身上用盡了他的才華和各種的藥，就把你放棄了。

這不是電影情節，這種事每天都在我們身邊發生。大部分的病，包括癌症，都可以憑著改變生活方式和飲食結構而治好。有了這個認識，就開始了養生之旅。

目錄

目錄

第一章

萬里之行起足下

主治冷氣病、頭風、鼻竇炎、肌肉無力、耳鳴、眼痛、神經衰弱、抑鬱、寒濕二邪。

「秋天冬天天氣較涼，泡腳最適宜。」

要立即抹乾腳與換全身衣服，不要洗澡，立刻上床。這樣才有療效。

得來不易的秘方

周末行山，身邊多了一位風水大師「天師」伍啟天。俊秀群山，在大師的眼中，又另外添加了一層玄妙的神秘色彩：甚麼樣的山水草木養人利財，甚麼樣的山巒水局暗藏殺機，以至萬萬不宜在此置業安居。

朋友中，天師是一位富有傳奇色彩的五行國學大師。他的風水修為，十多年前已經譽滿香江。在事業高峰的時候，他卻因為有感悟而出家。在十多年的修行中，有機會結識一批出類拔萃的世外高人，為他提供了一個進修提高的環境。十多年後他再次還俗，隨他一齊重新入世的不止是多年來積累的佛學智慧，還有一些已經在俗世上失傳的風水卜筮知識，甚至珍貴的中醫秘方。

我請他為《蘋果》的讀者介紹一個秘方。他結合了自己的經驗介紹了一個泡腳方：牛七、防風、制草烏、制川烏、當歸、桑寄生、川芎、獨活，每樣藥材二錢。功效補腎行氣活血，主治冷氣病、頭風、鼻竇炎、肌肉無力、耳鳴、眼痛、神經衰弱、抑鬱、寒濕二邪。如果血壓高加野菊花二錢，適用於需要吃西藥控制血壓者。通波仔後如果不需要吃西藥控制血壓，則不需要加野菊花。浸泡時間血壓高者三十分鐘，其他四十分鐘。請藥房把藥打成粉，用高溫熱水少量先把藥粉溶化，倒入腳盆中，加溫水至上五寸下五寸，浸腳至水開始涼，再逐漸加熱水至膝，要全身出汗為要。每天泡。

這個泡腳藥方來之不易，而且已經為周圍很多朋友帶來健康，今天有機會與讀者結緣，真的要感謝好朋友天師。

泡腳方不適合孕婦。

泡腳最重要出汗

天氣很冷，泡腳方派上了用場，用這個方最關鍵是要讓自己發汗，有讀者來信說不發汗，可能有些細節沒有注意：一是桶不夠大。大木桶真的不容易找，找一種水可以浸到膝蓋以下，在桶邊有兩個半月形凹位的，可以放大腿。如果實在沒有辦法，買個大膠桶也可以，效果一樣很好。

第二是水要夠熱，在雙腳習慣暖水後，慢慢加入滾水，但千萬要小心。加到幾乎無法忍受的熱度為止。

第三是要用毛巾完全蓋住膝蓋與桶口，讓蒸氣一點也出不去。

第四是屋中要暖，不能有風。

第五是要穿得厚一點。這樣泡廿分鐘之後便開始發汗，到四十分鐘左右的時候，已經全身汗濕透。之後要立即抹乾腳與換全身衣服，不要洗澡，立刻上床。這樣才有療效。

藥材中的制草烏、制川烏香港可能買不到，香港的藥房也不提供磨粉服務，最好去大陸購買。打成藥粉後，每次用一湯匙，先用沸水把藥粉攪出藥味，因為不可能全部溶於水，一定會有藥渣，然後加入溫水。把每種藥材加至二兩，打好藥粉後有一大包，每天晚上泡。泡腳後小腿皮膚會很癢，塗一些護膚膏。

藥粉很便宜，但如果實在不想花錢，在一桶滾水中加一大把鹽、幾大片生薑，也有排毒驅寒作用。

泡腳後照照鏡子，臉上的水腫已經當時消失，變得紅潤清秀，無比靚仔！

第二章

培養好脾氣，善待你胃腸

「脾為生痰之源、肺為儲痰之器」

自己測驗寒、熱底的方法……

由緊張、生氣等情緒引起胃酸倒流，……可以用陳皮二十五克、甘草十五克，請藥房研磨成粉末，每日兩次，每次服用二至三克……

白蘿蔔燉梨

自從開始賺薪水，我就開始了不羈的飲食之旅。遇到好菜，要吃到肚子挺起，遇到好酒，更成了亡命酒徒。現在這麼説來，好像在寫懺悔書。但在現實裏，像我這樣放浪形骸於美食的不知凡幾。二、三十年後，身體出現的病症基本上都是從那時候開始的，於是三高成了當下的流行病。

當社會把焦點聚集在這三個殺手，另一個隱藏的殺手已經潛伏進我們的身體：剛開始發病時瀉肚子，長期大便不成形，嚴重時還會突然腹痛，正在街上走時要到處找洗手間。再後來發現痰多，吐不出來，吞不下，去看醫生，西醫説沒病，中醫説脾虛。你以為脾虛是小事，不管，於是再發展下去，變得容易感冒，稍遇冷空氣就乾咳。咳嗽時很猛烈，要立即飲水方能止住，否則會咳得幾乎斷氣。又去看醫生，可能說是慢性支氣管炎，吃了中藥和西藥，可能會解了表，但其實沒有根治。這時，再加上脾虛，身體已經處於亞健康狀態，會經常沒氣沒力，晚上比早上精神，中醫開始說肝和腎都有問題……

就這樣，身體的病症越來越多，中西醫對此也有越來越多的分歧。再過三十年，年紀大了，就可能出現一個致命的毛病：肺或者腎衰竭。這一切，都是從脾虛開始。

這裏有一個簡單的食療，梨一個，去核，留皮，切片。小白蘿蔔一個，或者大白蘿蔔半個，切片。加入少量冰糖一起燉。所謂「脾為生痰之源、肺為儲痰之器」，白蘿蔔幫助消化、化痰、扶助脾胃中的正氣，梨潤肺清熱，梨皮更是鎮咳之寶。平時有感冒咳嗽也可服用。如果中醫診斷你為「脾虛濕盛」，你試試長期服用，也許會出現奇跡。

脾虛食療方

我介紹了「冰糖燉雪梨白蘿蔔」的脾虛食療方，很多讀者來信問，這兩味食材性寒，而自己身體也虛寒怕冷，適合嗎？其實長年的脾虛患者，身體中有可能寒與熱同時過盛，所以平時又怕冷又怕熱。單雪梨燉白蘿蔔可能不夠。

我於是請教天師伍啟天，天師建議，最好在「健脾四君子」的基礎上添加一些食材，以下是改良後的食療方，既適合寒底患者，又適合熱底患者。健脾四君子：淮山、茨實、蓮子、去核紅棗各十克，加陳皮半個，黃芪十克，白蘿蔔一百五十克切片，梨半隻連皮去核切片，炒米半湯勺至一湯勺。炒米，即普通米炒至金黃。梨，原則上任何梨皆可，但最好是鴨嘴梨。把以上食材加水六、七碗，煲四十五分鐘後，當湯水服用。除了黃芪外，其他湯渣也食用。這是一天的量。

脾虛只能靠養，不會吃幾天食療馬上就好，隔天吃一次，同時觀察自己的症狀是否有減輕。湯渣吃了後，肚子也飽了，順便減肥。

自己測驗寒、熱底的方法：熱底患者有三個特徵：口乾、舌苔黃、舌質紅。舌質就是舌頭本身的肉身顏色，好比是泥土。而舌苔則好比是泥土上的青苔。寒底患者也有三個特徵：口淡、舌頭顏色淡，像豬肝色，舌苔泛白。現代人吃太多肥膩和味道重的食物，便會削弱脾的功能。若能飲食轉向清淡，長期調養，脾會慢慢好起來。

緊張造成的胃痛

莉莉安來應徵做城城的女兒一角。兩個月前，我在專欄上「誠徵女星」之後，連續來了二十多人，最後莉莉安當選。莉莉安是個十五歲的中學生，來上班的第一天就胃痛。我問她是不是經常痛，她點頭。說看過中西醫，怎麼都好不了。我懷疑她的胃裏有幽門螺旋菌，讓她自己上網查查。

第二天，她又皺着眉頭來上班。我問她上網查過沒有，她搖頭。我突然有一個靈感，問她是不是已經痛了很多天，她點頭。問她這一次是何時開始痛的，她說，自從接了這部戲以後。之前沒有痛嗎？她搖頭。她臉上的皮膚看不出有消化系統的毛病，這就是了！

她完全是由於接了這部戲之後太緊張造成的。這種胃痛與食物沒有關係，是由緊張、生氣等情緒引起胃酸倒流。這時候要趕緊站起來，不可以躺下。如果萬不得已剛好是睡覺時候，也要半靠在床頭，半坐半臥的姿勢。可以經常飲用洋甘菊茶Camomile，有安神的作用。這種茶包在超市很容易買到。還可以用陳皮二十五克、甘草十五克，請藥房研磨成粉末，每日兩次，每次服用二至三克，用溫水沖服。又或者，陳皮九克、元胡二十克，用白米醋炒，炒乾後再研磨成粉，每日三次，每次二克。

不久前，我還收到一封遲來的應徵信，並附上了好幾張照片。照片上是一位五十來歲的美女。我記得明明在文中寫過：角色的年齡要求是「約十五歲」；很感激這位美女，如果大家都像她這麼幽默，胃痛就會在這個世界上絕跡。

第三章

耳腎同源齊料理

「嚴先生，本人姓陳，患有耳鳴多年，右耳內好像有隻蟬在居住，近期更嚴重到天天暈眩。自從早幾天前看到嚴先生一篇文章，天麻燉雞蛋，馬上照做而且連續食了兩天，果然沒有了暈眩，但耳鳴沒有好轉，現在來信是請問嚴先生耳鳴有沒有民間秘方。」

……很感激那位在醫院碰到的陌生人，也希望這個方子讓多一些人知道……

有讀者問：「雞蛋是生的還是熟的？」答：「是生的，是生雞蛋，不是熟蛋，千萬不要吃了復活蛋，那是巧克力做的。」

每個人的體質不同，對偏方的吸收和反應也各不相同。服用秘方的開始，就是主動參與自己的健康工程的開始，……

耳水不平衡秘方

朗盧是我們劇組的髮型師，他的手很巧，古今中外、男女老少，林林總總的髮型，只要有圖片，他都能梳得出來。朗盧説，他媽媽有一個治療耳水不平衡的秘方。

緣起朗盧的父親有一天在街上走，突然天旋地轉，他抱着電線杆想平衡自己，但眩暈還沒有過去，嘔吐隨之而來。醫生診斷朗盧的父親是耳水不平衡，同樣的症狀重複發作，每次都痛苦到要去醫院，卻不能斷尾。

自從有了這個毛病，朗盧的父親不敢下樓上街，嚴重影響工作和生活。有一次發作，朗盧的母親陪他去醫院，在等候的時候，旁邊的人聽見他有這個毛病，不經意地講出了一個秘方：天麻一両，分三份問：「雞蛋是生的還是熟的？」答：「是生雞蛋，不是熟蛋，千萬不要吃了復活蛋，那是巧克力做的。」問：「要吃多少劑才夠？」答：「每人不一樣，請自己體會，最好請教醫生。」問：「湯連渣吃是雞蛋連天麻都吃嗎？」答：「是的，天麻煮軟了很好吃。」

用，用一個燉盅，放入一份天麻。天麻使用之前先用清水浸泡一個小時出味，再用原汁水一碗倒入燉盅，加入一個去殼生雞蛋，不要把蛋黃攪爛，適量冰糖、一片薑，把燉盅蓋好，隔水燉，大火水滾後轉小火燉一個小時。

食用時湯連渣一起吃，飯前飯後服用都可以。病情嚴重的每日服用一次或者隔日一次，病情好轉後改為一個星期服用一或兩次。病情穩定後，每個月服用一次。朗盧父親按此方服用後，症狀消失不再復發，所以朗盧媽媽很感激那位在醫院碰到的陌生人，也希望這個方子讓多一些人知道，我們也很感激朗盧母親的一番善心。

朗盧在我們劇組完成工作後，這兩天會跟成龍去法國拍戲，從我們劇組過去的還有製片組的「導演」姬絲丁，以及我的聯合編劇馬克。祝他們在法國工作愉快順利。

糖尿血壓同時高

糖尿病與高血壓都屬於虛症，如果患者本身是虛寒體質，一定要注意加入薑或者其他熱性藥材平衡。

我曾經在專欄介紹「毛茹治糖尿加強版」，其中列有相關藥材。肥艾迪本身也患有這兩種病，他飲用毛茹的方法更簡單：直接用兩片薑在水中煲出味，置涼，再用這個室溫薑水浸泡毛茹一晚，次日晨起空腹喝。

如果一個人患有糖尿病和高血壓，是否可以同時使用《嚴浩特選秘方集》中推薦的「毛茹降糖尿秘方」及「白背黑木耳降血壓秘方」？肥艾迪是這樣建議的：如果血壓非常高，先用降壓藥穩定血壓，同時服用毛茹方。反之，如果血糖非常高，先用降糖藥控制好血糖，同時服用白背黑木耳降血壓血脂。

我將同樣的問題請教天師伍啟天，他建議：如果加入適當藥材，兩種藥是可以同時服用的。比如早晨飲用毛茄水，中午晚上吃白背黑木耳。天師説，糖尿病與高血壓這兩種病同時都有的患者，存在氣虛的問題，建議在白背黑木耳中加入北芪、玉竹各三錢。有一位心臟病患者，心血管堵塞了一條，加上本身又氣虛，服用白背黑木耳之後臉上出現浮腫。天師建議這類患者在方子中加入黨參三錢。

由於每個人的體質不同，對偏方的吸收和反應也各不相同。服用秘方的開始，就是主動參與自己的健康工程的開始。這個過程中需要與自己的身體多溝通。更鼓勵和歡迎服用偏方的讀者朋友們多些回饋和分享。

第四章

來信齊研究，頑疾有得救

我相信這位朋友對茶的反應是個人的，但他的經驗說明兩點：一，糖尿病是有可能根治的。二，找出不適合您的飲食！

「用熱水泡溶海鹽後浸手，浸約十分鐘即止癢，第二天紅點與像有膿的小點都凋謝。馮燕菁合十」

「同時外用海鹽和飲用馬鈴薯生汁不到一周，搔癢就消失了」。

如果有癌症，最重要的就是要在短期內盡可能攝取到最大量維他命B_{17}。

「我老爺是中醫，他教我分辨如何得知食物適合自己呢？很簡單……便便正常就是了！」

我也想再叮囑讀者朋友，我不是醫生，我的醫學知識不會比我媽媽多，我們小時候跌破了腿，她為我們塗抹紅藥水，傷口化膿了，她為我們塗抹紫藥水，這兩瓶藥水，陪伴我們八兄弟姐妹過了一個童年。我收集的秘方都是人家的成功經驗，是人人都可以做的事。如果這些秘方引起了您的興趣，您應該開始一條自我尋找健康方法的路。現在資訊發達，如果您在尋找的過程中，提高了注意身心健康的意識，懂得了自己的健康自己負責，我這個專欄的目的也就達到了。不是所有的病都有民間療法，當找到真正有效的方子時，請您一定要意識到它的珍貴，也要記得和大家分享。

來信

糖尿患者重要來信

網上傳來一篇糖尿病患者自己寫的信，非常重要。

「從九四年糖尿病發，歷經西藥、中藥、民間偏方的治療逾半年，血糖從四百五十至四百七十（糖化血色素十六點七），調整到血糖二百至二百五十（糖化血色素九點五至十點六），但接下兩年半的時間就一點進展也沒有。醫生要我考慮注射胰島素，我拒絕了，因為我每天晨運後，血糖都能調整到一百二十至一百四十之間，表示運動對血糖的控制是有效的。」

「我辭掉了工作，每天三餐飯後做運動至流汗，但經過幾次醫院抽血檢查，糖化血色素依然偏高，停在十點五左右。眼科醫生告訴我，如果血糖再無法控制，眼球的血管可能會病變。」

他的經驗説明兩點：一，糖尿病是有可能根治的。二，找出不適合您的飲食！

「我想不透到底那裏出了差錯，我平均一天運動六個半小時，一天要換四套內衣褲，注意睡眠作息時間，體能、精神變好了。為何別人的運動有效果，我偏偏就不如人？後來一位曾經患過糖尿病的朋友問我日常吃些甚麼東西，當我一提到仙草及茶葉(烏龍茶或綠茶)，他就一直搖頭，説我的情況和他以前一樣，只要我不再喝這些東西就沒事。」

「我的營養師及醫師並沒有説這些不能吃，而且網上的文章對茶葉及仙草的態度都是正面的，但因為他是親身經歷，血糖已經完全改善。現在只需要注意飲食及定時運動，沒有服藥了。我聽他的話，經一個星期的記錄，我的血糖從二百七十降到一百四十，這個月都在一百四十至一百五十水準。有一兩次測到一百二十的水準。相信再過半年的努力運動，會將西藥完全停掉。」

我相信這位朋友對茶的反應是個人的，但他的經驗説明兩點：一，糖尿病是有可能根治的。二，找出不適合您的飲食！

膝關節痛

有一位叫friendjohn的讀者朋友來信，分享他成功治療膝關節痛的經驗，他主動配合醫生，參與自己的健康工程，我很敬佩這種精神。

他的來信如下：

「本人曾有幾年受膝關節痛之苦，每當天氣變化及上下樓梯，膝蓋痛痛入心脾，相信只有患者才明白到那種苦楚。本人現年五十七歲，如按一般病理所說，必定評為關節退化。醫生必定指示食補鈣物品，或建議做手術，事實本人亦連續看了兩個月中醫，也是說衰退，依照單方食了兩個月中藥，但全無進展。」

「就在上年讀到拉筋法，依照方法忍痛拉了一次，就減退上下樓梯時的痛楚，但膝關節依然還痛。後來(照X光)發現是關節有一點移位，經復位後以為痊癒，但過了兩天，關節又自動移位。後來發現是臀大肌筋腱收縮，後來用拉筋敲打法，將臀大肌筋腱打鬆，膝關節就再沒有移位。」

「現在關節已完全康服，跑步上落樓梯也沒再痛，過程全沒有食藥，只用手法便將膝痛治好。但敲打臀大肌時一定要將臀大肌拉緊敲打，才會快見效果。臀大肌即是屁股位置，微微外一點，一般人說坐骨神經痛的部位，用力是可以按到痛點的。敲打時用手上大拇指下多肉的位置，亦可用尾指、腕骨位置敲打。(拉臀大肌方法：一腿伸直，另一腿架在欄杆上，也伸直，最好能與身體成九十度，然後敲打架高了的那條腿上的臀大肌。)」

感謝這位朋友！

化療後吃甚麼？

有讀者問，癌症化療後應該吃甚麼？可以考慮十穀米。

癌症不是一日形成的，網上傳來劉先生的真實案例。他看起來才四十歲，便患了腸癌，回憶從前二十年來「雖然滴酒不沾，卻超愛吃宵夜，而且偏愛炭烤的東西。每餐沒有海鮮便吃不下，經常半夜吃飽了倒頭便睡。這樣的日子過了十七、八年。」

他開始找資料，發現了一個我們早就討論過的事實，他的食物結構與起居習慣令身體變成了酸性。癌症爆發的那天好像電影畫面，夏天的一個半夜，劉先生如往常一樣上夜班，肚子突然劇痛，排出大量鮮血，醫生診斷：「直腸癌末期併肝轉移。」化療後，他開始吃十穀米，兩個星期後體力便好轉，他說了句很重要的話：「其實到現還沒有康復，只是學會與癌共存，用最適當的飲食，讓身體保持最佳狀況」。他太太陪他吃十穀米，臉上的遺傳性黑斑也消失。

材料：糙米、黑糯米、小米、小麥、蕎麥、芡實、燕麥、蓮子、麥皮、紅薏仁。做法(一)：每樣材料同等份量加起來一杯，加水七杯，放入真空煲(燜燒鍋)的內鍋中燒開，水開後再煮十五分鐘，放入內鍋中加蓋，翌日早晨上班前即可食用，可多煮一點放雪櫃。

做法(二)，將十穀米三杯泡水四小時，放入電飯煲，再加水五杯煮成乾飯，可以放入冰箱，翌日早上酌量取出加水變成粥。

十穀米延年益壽，男女老幼皆宜。

最重要的是沒有副作用。可預防血管硬化、腦中風、痛風、心肌梗塞、癌症等。

糙米飯、十穀米

我老婆做的糙米飯很好吃。做糙米飯，先把米泡一個晚上，然後放入電飯煲，用熱開水煮，這樣的飯煮出來就比較軟。

她還有一個秘訣。香港的廣東白粥特別濃稠，米都化了，還帶甜味。這是在淘米以後，加入適量油和鹽，這樣米就化了。她把泡了一個晚上的糙米，在煮以前，也混入一小撮鹽和一些油，大概各一茶匙吧。鹽可以帶出米和麥裏的甜，如果在煮麥片時放一點鹽，麥片也就會帶甜。糙米經過泡水以後，氨基酸是白米的十一倍。煮糙米要多放一點水，譬如說兩杯米，就放兩杯半到三杯水。

煮十穀米也是這個原理。老婆把十穀米兩杯泡一個晚上，放入電飯煲，混入鹽和油各一茶匙，再加熱水三杯煮成乾飯。十穀米是：糙米、黑糯米、小米、小麥、蕎麥、芡實、燕麥、蓮子、麥皮、紅薏仁。每樣材料同等份量加起來叫一杯。

十穀米的功效：降血壓、降膽固醇、清除血栓、舒緩神經，對便秘、高血壓、皮膚病、闌尾炎、失眠、口角炎，效果不亞於醫藥。最重要的是沒有副作用，可預防血管硬化、腦中風、痛風、心肌梗塞、癌症等。

有朋友吃十穀米，把濕疹也治好了。十穀米也可以做粥。把十穀米當正常飯吃，白米白麵不吃最好，製成精白米、白麵的過程中，大量的營養素隨米糠、麥麩被棄掉，尤以B族維他命損失最多。如果只吃精白米、白麵，食物中沒有粗糧，有可能發生維他命B_1缺乏症。

十穀米的材料在街市雜貨店可以買到。

十穀米加強版

星期天，懶洋洋地逛市場。讀者說十穀米不容易買齊，是有點難。糙米和小米在超市有賣，紅薏仁買不到可以改用薏米，其實只要是粗糧就可以，比如玉米粒(粟米粒)，或者亞麻籽。

老婆隨意的買齊了十樣穀米，回家已經是下午，她拿了一個大碗，每一樣穀米隨意地抓一小把放在碗裏，用水沖一下，然後用熱水泡起來，水蓋過材料。

我們找了一部電影看。兩個小時後，她把泡好的穀米去水，放在電飯煲裏，隨意加進熱開水，好像正常做飯一樣的分量，在這個基礎上再多一點。我問她加了油和鹽沒有，她懶洋洋的說，忘了。忘了就算了。電飯煲發出信號，飯熟了。飯已經很鬆軟。原來不一定要把穀米泡過夜，用熱水代替涼水泡兩個小時便夠，關鍵是也要用熱水煮飯。

飯做了很多。老婆把飯關在一個玻璃保鮮盒裏，存在冰箱。「明天早上攪拌了，做糊糊。」她說。這是我們從BBC的健康節目學來的，食物打成糊糊(糊仔)以後，更容易被身體消化，而且因為留在胃裏的時間比固體食物長，所以也更耐飽。

第二天，她把飯從冰箱拿出來，以一碗飯半碗水的比例倒進攪拌機，然後放進我平常早餐吃的一個熟番茄，一小撮薑茸。打成糊糊以後，加熱，再放進一調羹熟芝麻，一調羹初榨橄欖油，拌一拌，口感比吃飯好。

十穀米到底是粗糧，平日吃慣了細糧，要想個辦法騙這個刁嘴。這樣的配搭，從營養價值和身體吸收方面考慮，處處都照顧到了。

日光和淋巴癌

兩位朋友都得了淋巴腺癌，一位是大學裏的醫科教授，一位遠在澳洲，患病位置都在頸部。

醫科教授接受外科摘除手術，沒有化療。在澳洲的朋友決定不接受任何傳統療法，用食療，配合生活方式的改變，從根本上改變體質，讓身體不再適合癌細胞的生存，從而使自己恢復健康。

這需要很大的勇氣，所以他和一班也是患癌的朋友組成「癌友俱樂部」，互相照顧互相支持。這是把生命做為籌碼押在自己的選擇上。醫科教授和澳洲的朋友都是把生命做為籌碼押在自己的選擇上，因為從時間得到的證據來看，傳統醫學對癌症並沒有甚麼治療的好辦法。

澳洲科學家對淋巴腺癌有突破性的發現。悉尼大學的克裏克博士曾經懷疑，過分接觸日光可能導致這一癌症的發生，但結果卻出人意料。他們的調查對象是二十歲至七十四歲的成人，受調查的淋巴腺癌患者有七百零四人。調查內容是他們過去的日光接觸程度，時間長度最長可達六十年。

結果發現，接觸日光的頻率越高，患淋巴腺癌的危險性反而越小。接觸日光最多的被調查者，患淋巴腺癌的機率要比接觸日光最少的人低三成半。大量接觸日光可以幫助身體產生大量維他命D，而維他命D能夠有效遏制癌細胞的產生。上述研究刊登在二〇一〇年十二月十日出版的《國際癌症研究》月刊上。

如果有癌症，要在短期內攝取最大量維他命B_{17}。十穀米是必需的。不想腦中風，也必須吃十穀米。

第五章

毛茄即秋葵，善用可扶危

有讀者來信詢問「秋葵是甚麼東西？去了很多家中藥店也買不到。」同樣的問題我也回答過了很多次：秋葵就是毛茄，在超市和街市都有賣。在中藥店一定買不到。(真是要吐血！)

秋葵性寒，寒性體質的患者在服用秋葵方時，要加入等量生薑水，……這個方法是肥艾迪發現的，感謝他。

食療、偏方能治病，這其中看不到實驗室裏的科學，但是卻發生在患者身體上，條件是，患者必須運用常識，自己參與整個過程，這裏面還是有科學，就叫科學的態度。

毛茄、血糖與科學

讀者Lisa Leung分享服用毛茄浸水降血糖後的身體反應。

「我服用毛茄已個半月。血糖在空腹時的確降得很好：早上空肚時是四點六至四點九，晚餐前空肚是三點七至四點九。但餐後血糖則不大理想：餐後兩小時後達十至十一，要三小時以後才降至七度。但如果飯後散步一會，則血糖會降得較好。現在嘗試定時飯後散步，看看餐後血糖能否降低至理想水準。」

梁小姐不但留意到了身體的反應與規律，最重要的，是她還積極參與了自己的健康工程，她發現「如果飯後散步一會，則血糖會降得較好」，所以，「現在嘗試定時飯後散步，看看餐後血糖能否降低至理想水準。」

我收到的讀者來信中，不論任何食療，有不少在服用後便只停留在疑問上，比如以上的來信，很多就只結束在「但餐後血糖則不大理想」，然後就問我應該怎麼辦。

我沒有一點辦法。以糖尿病為例，反觀傳統醫學，則已經研究出所有的答案：病人下半生就只好打胰島素，這是科學帶來的好消息，因為一切都已經有了答案。食療、偏方能治病，這其中看不到實驗室裏的科學，卻發生在患者身體上。條件是，患者必須運用常識，自己參與整個過程，這裏面還是有科學，就叫科學的態度。

參與和分享，是「半畝田」的精神，在這個互動過程中，自己的健康得利益，也造福了廣大的讀者。

謝謝梁小姐！

秋葵引起的問題

正在拍戲，晨昏顛倒。本來打算在沒拍完戲之前不再寫「秘方」和相關文章，但最近收到讀者來信詢問關於毛茄治療糖尿病的偏方，讀後我很擔心。

信的內容大致相似，如下：「本人已經服用三天。為何毛茄浸泡後像鼻涕一樣？服用三天後每天都咳，是否因為冷飲？頭兩天連渣服用，第三天只飲水，第四天咳得十分嚴重，為何情況會這樣。」

毛茄泡水是會滑滑的，正常。以上的問題我在過去的文章中也提到過，現在重複：「秋葵性寒，寒性體質的患者在服用秋葵方時（會咳），要加入等量生薑水，即：一、先將秋葵切碎，浸泡於室溫水中一晚；二、服用時用另一碗等量的水，放入兩片生薑，煮滾五分鐘，攤涼；三、將兩碗水混在一起喝。」

「中醫還推薦了一個升級版，療病效果更加明顯：黃芪三十克、麥冬十五克、山藥（淮山）三十克、五碗水煎至兩碗藥湯，這是兩天的量。用一碗藥湯降至室溫，浸泡切碎的新鮮秋葵五十克一晚，次日早上隔去秋葵渣，空腹飲用。如果嫌藥湯太冷，可以加熱至微溫即飲，切忌不可太熱，恐防高溫會破壞藥性。」

此外還有讀者來信詢問「秋葵是甚麼東西？去了很多家中藥店也買不到。」同樣的問題我也回答過了很多次：秋葵就是毛茄，在超市和街市都有賣。在中藥店一定買不到。（真是要吐血！）

秋葵

秋葵毛茄PK糖尿升級版

我介紹過的「秋葵（毛茄）治糖尿病方」，原來我國中醫曾經對此做過逾百例臨床試驗，結果是：「證明基本如實」。

資料顯示，毛茄原產於非洲，二十世紀初才從印度引入我國。我不記得小時候曾經吃過這東西，大概那時候在香港還沒有流行。初次吃毛茄是在印度餐廳，它性寒，平衡了咖喱的辛辣。後來素食館也開始採用，直到最近十年八年，才逐漸普及到市場。秋葵治糖尿是印度民間食療，這個方法大概從佛陀時代已經開始。印度醫生把這個食療帶去西方，但無法抵抗強大西藥工業的排斥。

我國中醫對民間食療一貫採取客觀包容的科學立場，對秋葵經過臨床驗證後，提出了中醫的觀點：秋葵含鈣量超過牛奶，如果單味用秋葵來降血糖，適用於糖耐量低，或二期糖尿病初期病人。

秋葵性寒，寒性體質的患者在服用秋葵方時，要加入等量生薑水，即：一、先將秋葵切碎，浸泡於室溫水中一晚；二、服用時用另一碗等量的水，放入兩片生薑，煮滾五分鐘，攤涼；三、將兩碗水混在一起喝。

中醫還推薦了一個升級版，療病效果更加明顯：黃芪三十克、麥冬十五克、山藥（淮山）三十克、五碗水煎至兩碗藥湯，這是兩天的量。用一碗藥湯降至室溫，浸泡切碎的新鮮秋葵五十克一晚，次日早上隔去秋葵渣，空腹飲用，如果嫌藥湯太冷，可以加熱至微溫即飲，切忌不可太熱，恐防高溫會破壞藥性。

這個方法是肥艾迪發現的，感謝他。

第六章

蛋白誰佔優？土豆勝大豆！

土豆中的蛋白質比大豆還好，最接近動物蛋白。土豆富含鉀、鋅、鐵，所含的鉀可預防腦血管破裂。

有一個馬鈴薯生汁療法，對慢性病很有效，沒有任何副作用，不僅可以治癌，也治好了很多人肝病、糖尿病、胃潰瘍、腎病、心臟病、高血壓、腰痛和肩膀痛等病。

常吃馬鈴薯，中風機會下降四成。

我自己是榨一水杯分量的土豆汁，加一個榨蘋果汁，也有人添加入紅蘿蔔汁。每天早飯前半小時空腹喝。

必須去除長芽部分……如果不喜歡光喝馬鈴薯生汁，可以加入一個蘋果榨汁。

馬鈴薯生汁療法

實在是小看了土豆（薯仔、馬鈴薯）。有一個馬鈴薯生汁療法，對慢性病很有效，沒有任何副作用，不僅可以治癌，也治好了很多人肝病、糖尿病、胃潰瘍、腎病、心臟病、高血壓、腰痛和肩膀痛等病。

把馬鈴薯清洗乾淨，必須去除馬鈴薯長芽部分。發芽馬鈴薯及青色塊莖肉，可使人中毒，輝哥的白蝕就是這樣引起的。再連皮一起榨汁，得大約一水杯二百毫升。將這些汁每天早餐前三十至六十分鐘空腹喝下。可能的話，在晚餐之前也喝一杯。生汁擠出後要立刻喝完，而且每天堅持，見效後持續服用。身體衰弱無法喝一杯的人，可以分幾次喝完。如果不喜歡光喝馬鈴薯生汁，可以加入一個蘋果榨汁。

馬鈴薯中的蛋白質比大豆還好，最接近動物蛋白。馬鈴薯富含鉀、鋅、鐵，所含的鉀可預防腦血管破裂。馬鈴薯利於減肥，同大米相比，所產生的熱量較低，每日有一餐只吃馬鈴薯，對減去多餘脂肪很有效。

每週平均吃五至六個馬鈴薯，患中風的危險性可減少四成。馬鈴薯和胃、調中、健脾、益氣，對胃潰瘍、習慣性便秘、熱咳及皮膚濕疹也有治療功效。馬鈴薯所含的蛋白質與維他命B_1相當於蘋果十倍，脂肪是蘋果的七倍，維他命C是蘋果的三倍半，維他命C_2和鐵質是蘋果的三倍，磷是蘋果的二倍，糖份和鈣質與蘋果相當，只有胡蘿蔔素的含量比蘋果少一點。

春天是個濕疹爆發的季節，這裏又來了一個馬鈴薯生汁療法偏方。

薯汁PK濕疹報捷

讀者Edith來信：「本人有濕疹一年半，手指有水泡紅腫痛，身體上也有，常常癢的失眠，每個月都看西醫，食藥＋打針，停藥三天就又發作，令到心情很差。」

「試過你介紹的豆豆湯，覺得好難食，效果也不好。你再介紹『生馬鈴薯汁』，飲三個星期開始見效，原本打針未好的地方已經復原。手指雖然再發，但是可以控制，不用再食藥，覺得效果好好。我的姪兒三個月大便開始有濕疹，現在四歲，可不可以喝『生馬鈴薯汁』？」

濕疹有很多種，生馬鈴薯汁能把其中一種治好，這真是大好消息。Edith來信中的豆豆湯(是指第一集介紹的花生連衣、紅棗、核桃仁、生薏米、赤小豆各四十克，蒜頭三十克)，這個湯針對手腳上長的黃色小水泡和厚皮，俗稱腳氣、香港腳，連吃兩個星期便見效。

這個豆豆湯其實很好喝，有讀者說，不但治好了濕疹，還因為吃了豆豆湯以後便飽了，順便減了肥。生馬鈴薯汁對這個反而不起作用。

小孩子可不可以喝生馬鈴薯汁？不止一位讀者問。我想是可以的，「小孩減半」嘛，先少喝一點試試，而且這馬鈴薯本身是食物。不過要再次強調：馬鈴薯要絕對新鮮，如果上面已經有發芽的跡象，一定不要吃，特別是小孩。

馬鈴薯汁一打好馬上喝，杯底上的白泡和渣不要喝。我喝過一次不新鮮的馬鈴薯打的汁，把渣也一口喝掉，結果渣裏有一種強酸，喉嚨都痛。發芽的馬鈴薯會摧毀免疫系統，一定不可掉以輕心。加一個蘋果搾汁還是很必要，蘋果可以化解馬鈴薯中可能有的毒素。

拉肚子後吃薯仔

夏天了，在餐廳吃飯很不安全。一來食物容易變壞，二來租金貴，為了維持競爭力，有餐廳寧可降低食材素質，也不願意花錢進新鮮貨而提高價格。

我就是這兩大健康殺手的犧牲者。結果，上吐下瀉兩天，腳也軟了。應該說是三大健康殺手，第三大是冷氣，那種安裝在天花板上的冷氣直吹頭頂，三大殺手同時出現，不病才怪。

身體在上吐下瀉以後，流失電解質。肥艾迪提醒要及時補充鉀。鉀在香蕉裏含量頗高，但香蕉又滑腸，怕再引起肚瀉。最好的替代品是馬鈴薯，就是薯仔。馬鈴薯鉀含量是香蕉的兩倍。長期服用利尿劑的人也會缺鉀。夏天大量出汗也會缺鉀。身體缺鉀可大可小，輕者肌肉無力，抽筋，食慾不振，重者腦血管易破裂而中風。常吃馬鈴薯，中風機會下降四成。鉀還能參與能量代謝過程，維持神經肌肉正常的興奮性，保護心臟和正常血壓。

馬鈴薯還含有一種類似轉換攜物質，起降壓藥功效，能使血管舒張、血壓下降，思維清晰。馬鈴薯可預防癌症、中風、心臟病，其中含有的豐富維他命C與B_6增強人體免疫力與自癒力。

以上說了一堆馬鈴薯的好處，但如果吃炸薯片、炸薯條，馬鈴薯便變了質，變成沒有一點好。吃馬鈴薯要吃蒸的、煮的、放在飯上面焗熟的，最好是喝生榨的。

馬鈴薯汁和海鹽

「我的手指之間出現紅點濕疹，非常痕癢。熱水泡溶海鹽後浸手，浸約十分鐘即止癢，第二天紅點與像有膿的小點都凋謝。馮燕菁合十。」

這是一位特意為大家爆料的讀者，很感謝她！生馬鈴薯汁加海鹽治濕疹，網上已經有成功的例子：「同時外用海鹽和飲用馬鈴薯生汁不到一周，搔癢就消失了」。或者是不用海鹽，直接將馬鈴薯榨汁後塗抹濕疹處。

有讀者來信說，有時候生馬鈴薯汁會引起喉嚨痛，好像喝了強酸。她強調她買的馬鈴薯都是新鮮的。這位讀者沒有把芽眼挖掉。馬鈴薯暴露在光線下會變綠，會發芽眼，毒素特多，所以用之前要小心檢查。馬鈴薯上能看見的黑、青、紫顏色斑塊全都要連肉挖掉。不過其生物鹼低於零點二毫克/克，一次吃掉一點四公斤生馬鈴薯，才會超過二百毫克而中毒，出現頭痛、腹瀉、抽搐，昏迷症狀。

我自己是榨一水杯分量的馬鈴薯汁，加一個榨蘋果汁，也有人加添入紅蘿蔔汁。每天早飯前半小時空腹喝。

有讀者用了我介紹的治濕疹「紫雲膏」，説很好。上網打「紫雲膏嚴浩」便可以找到配方。（編按：或見《嚴浩特選秘方集》頁一九六）「嚴浩秘方集」第七版是大字版，雖然才大了一點，不過也感謝出版社呢！一個七百萬人口的城市在兩個月裏賣了兩萬本，如果有七億人口，便是兩百萬本了。

第七章

心腦有問題，保健須「有腦」

「斐濟群島，是現今世界上唯一一個沒有癌症的國家，居民們在飲食上有一個特殊的習慣，就是人人都吃杏。」

其他的壞膽固醇殺手還有：燕麥片、三文魚、沙丁魚、鮪魚、鯖魚、橄欖油、芥花油、蘋果、西柚、海帶、大蒜、茶、洋葱。

有下列七種異常表現便是會有腦血栓的重要信號。一，近期出現過手足麻木……

父親是典型的出血性中風，……甚麼是出血性中風？……

雙手拿起一張紙的左右對邊，用力對扯，如果其中一隻手的手指不能固定捏住紙張，立即做以下的測試。……一．閉上眼……二．眼睜開……三．請一個人在前面……

據此可以判斷自己有無隱性腦梗塞……一．直線前進……二．夾豆粒……三．畫圓圈……

每天早上去公園打拳運動兩小時，子女閑時陪她打麻將是她的一大樂事。運動、打麻將都有助防止腦退化。……按照老外專家的研究，社交有助改善記憶和思維能力。

東坡說：「無事此靜坐，一日是二日，若活七十年，便是百四十。」

杏仁是好東西

外母帶來了一大口袋的美國大杏仁。她說這東西很好，要每天吃。我沒放在心上，因為沒有這個習慣。

我發現所謂飲食習慣，就是習慣性的排外。每人都不知道從甚麼時候形成了一個自己的飲食習慣，在這個習慣外的食物，即使就在手邊，也不會想去碰。過了沒有幾天，我偶然看到了一篇文章，上面說，在南太平洋的斐濟群島，「是現今世界上唯一一個沒有癌症的國家，居民們在飲食上有一個特殊的習慣，就是人人都吃杏。斐濟產杏，居民們將杏加工成杏肉乾、杏仁，做為日常食品食用。」

這個很奇怪，因為我們老祖宗說：桃養人，杏傷人，李子樹下躺死人。多吃了杏和李子，對健康不好。無獨有偶，又讀到有文章介紹：

「在喜馬拉雅山東南麓，有一個居住着五萬餘人的少數民族地區，這裏的人平均壽命在九十歲與一百歲之間，美國科學家考察後發現，該處的人能長命百歲，也與常食杏肉乾和杏仁有關。」

兩份資料都說的是「杏肉乾和杏仁」，我們的老祖宗是對的，不能直接吃大量的新鮮杏肉。資料又說，「該地區居民每日所食的杏食品中，所含的維他命B_{17}和維他命E是西方人每日攝入量的二十倍左右，而維他命B_{17}具有抗癌作用，維他命E被人們稱為抗氧化之王。」

又說，每一百克杏仁中含能量五百一十四大卡，是牛羊肉的四倍，但妙在，它增加體能的同時卻不增加體重！每週至少食一次杏仁的人比不食杏仁的人患心臟病的比率低四成。每週食五次杏仁的人比每週一次也不食的人患心臟病的比率低五成。杏仁應吃沒有加工過的，到超市找一找。所謂美國大杏仁，只是叫法，新疆也有種。

壞膽固醇殺手

肥艾迪的糖尿在服用了青檸煲雞後有了改善，免了打胰島素的痛苦。但這方要長期吃，像吃藥一樣，只是沒有西藥的副作用。我相信如果連續吃一年，同時控制飲食，改變不健康的生活方式，便有可能斷尾。

我每日的專欄可以為大家跟進報導，也歡迎目前在服用任何偏方的讀者一起來參與，告訴我服食的結果，有效無效都和大家分享，以便繼續完善這些偏方，讓大家都更健康。我們有這個互動的方便，全靠《蘋果日報》提供的平臺，大家的健康改善了，不要忘記感謝這個「每日一蘋果」及報社的同事們。

肥艾迪曾嘗試將青檸和雞分開吃：先將青檸連皮帶汁吃掉，再吃每天吃豆製品廿八克，例如豆腐、豆漿，就可以降低百分之十的壞膽固醇和三酸甘油酯。

雞肉。這樣雞湯味當然不會酸苦，可是他吃後量血糖，發現效果不如青檸煲雞好。同是一樣的食物，少了一個加熱同煮的過程，就大大削弱了療效，不知這個現象怎麼解釋。肥艾迪也試過用黃檸檬代替青檸，效果也打了折扣。

萬里出版社的雷總在新書簽名會上說，她吃了白背黑木耳後果然有效地控制了膽固醇，言下之意，如果無效，便那個了……

為報答雷總，再介紹一批控制膽固醇的食物，根據美國肯德基大學醫學院詹姆士安德魯博士的研究結果，豆類是自然界最便宜、最普遍、最有效的抗膽固醇食物，每天吃豆製品二十八克，例如豆腐、豆漿，就可以降低百分之十的壞膽固醇和三酸甘油酯。其他的壞膽固醇殺手還有：燕麥片、三文魚、沙丁魚、鮪魚、鯖魚、橄欖油、蘋果、西柚、海帶、大蒜、茶、洋蔥。少吃中、西式糕點，肉每日不超過五両，那是一碗叉燒飯中的叉燒分量。

心腦保健物理治療

以下是發生在肥艾迪身邊的真實故事。

「老賈每星期打三次網球，到退休不曾間斷，快七十的人，看似五十出頭。有一天早上起床，右手沒力，握不住筆，也拿不了筷子，講話發音不準，口齒含糊，去醫院檢查，原來是小中風，腦梗塞。這樣的人也會中風？急救後過了危險期，但發音還是不清楚，本來一輩子不曾吃藥，現在是一把一把吃。再上場打球只會在夢中發生了，老賈十分灰心，看來經常運動不等於買了保險。如果老賈每年有做腦部MRI檢查，就會及時發現腦梗塞跡象。」

「我向三叔無意中提起老賈的病情，三叔提議他即刻去做心腦保健物理治療。這個機器最早是用來治療冠心病的。三叔、先父和他們的學生，在二十多年前已把這種物理治療法發揚光大到腦中風、高血壓、缺血性失明等疾病的治療。在八十年代，先父和三叔把有關技術介紹到德國和先父的母校維也納醫科大學，得到完全的肯定。」

「三叔有一個病人中風，腦血栓引起半身不遂，已經要靠輪椅行走，在中風兩個星期後去做心腦保健物理治療，一個療程四十八天後，告別輪椅行走自如。我讓老賈立即去做，一個多月後，老賈重回網球場。」

我見過康復後的老賈，的確看不出曾大病過，只是說話還是有一點慢。肥艾迪把心腦保健物理治療引進了香港，我的家人腦退化，我馬上帶家人去做。心腦保健物理治療電郵：drzhhuang@gmail.com。

保腦

七種中風前跡象

在做心腦保健物理治療之前，必須先做一個「頸動脈彩超」，評估一下頸部血管動脈是否有斑塊，有無頸動脈粥樣硬化病變。如果有，要先吃藥，把這個病控制了，才可以做。

我家人也經歷了這個照彩超、吃藥過程，他還去照了ＭＲＩ「腦掃描磁力共振」，出了十七張切片圖，每一張圖上都有斑斑痕跡，全是曾經腦血栓而小中風後留下的疤痕。身體一再出現生死危機，他自己竟然渾然不知。他自己說，還能活下來是個奇跡。

其實他多年來都有腦血栓的跡象，但是從來不注意。有下列七種異常表現便是會有腦血栓的重要信號。

一，近期出現過手足麻木或軟弱無力，手中拿東西忽然落地；

二，突然出現短暫性的雙目失明或視物模糊；

三，忽然失語，或吐字不清，或說話困難，但卻意識清楚，而且很快會恢復正常，不留任何痕跡；

四，時常頭暈，有時甚至突然暈倒在地，但又能迅速清醒過來；

五，近期出現記憶障礙，尤其是近期記憶明顯減退，乃至完全遺忘；

六，原因不明的智力減退，注意力不易集中，思考問題感到費力，工作效率降低；

七，通過查眼底可檢查出腦動脈硬化或高血壓，或血脂、血粘度增高，腦血流圖有供血不足的改變者，則近期更可能發生腦血栓。

心腦保健物理治療通過增加大腦血流供應，促使損傷腦細胞迅速得到修復，防止下半身血流淤滯和引起偏癱，因此越早使用越好。如果是因為腦出血引起的中風，必須在腦出血完全控制後才可以做心腦保健物理治療。

出血性中風

我的父親在三十年前突然中風，之前沒有任何預兆，沒有口舌不清，也沒有記憶力衰退。

依稀的記得，他在出事前幾年，在頸上靠臉的地方長了一個包，後來好像又好了。現在想起來，這就是預兆了。我父親是典型的出血性中風，他每天工作超過十二個小時、沒有星期天和公眾假期、借助抽煙、喝酒為自己解乏、長期缺乏運動、飲食不正常、每天生活在高度的壓力中。有一天，他在辦公室接一個電話，在電話中途便突然暈倒。

甚麼是出血性中風？出血性中風一般是指因腦出血(腦溢血)所引起的昏迷和癱瘓，多見於五十歲以上的高血壓患者。常發生於病人清醒活動時，可能有情緒激動及使勁用力等，導致血壓驟然上升至病變動脈管壁不能耐受的程度，動脈壁破裂，血液進入腦體內。

常見的症狀有頭暈、頭痛、嘔吐、突然昏迷、偏癱、大小便失禁、發熱等。本病最常見、最主要的病因為高血壓和動脈硬化，約佔總數的三分二以上。引起腦出血的其他原因尚有動脈瘤、血管瘤、各種血液病等，腦腫瘤對血管壁的侵蝕也可導致出血，但均較少見。

三十年前，「心腦保健物理治療」還是在啟蒙期，如果換了是現在，一定可以把我父親治好。「香港心腦保健會」在灣仔謝斐道。在做心腦保健物理治療之前，必須先做一個「頸動脈彩超」。報告是正常的，便可以去做。我為了保健，在彩超正常後，也去做了，每次六十分鐘，但一定要連續做起碼一個月。

保腦

自測腦梗塞

腦梗塞，就是缺血性中風，是一種常見的腦血管疾病。五十歲以上，如果出現面部麻木、偏側或單側肢體無力，語言障礙，視線模糊等症狀，應該即刻就醫。因為這些都是腦梗預警信號，短暫性腦缺血發作，俗稱為「小中風」。

這些預警信號距離腦梗病發只有數分鐘至一小時，如果能夠在廿四小時內救治恢復，可避免後遺症。患者可能已經潛在有高血壓、高血脂、動脈粥樣硬化、糖尿病等因素，過度用腦、寒冷、勞累可以誘發其發生。

消除中風的危險因素，要低鹽、低脂肪、低膽固醇飲食，戒煙、不酗酒，規律生活，天氣寒冷要注意保暖。人類要明白一個重要的道理：有正常的生活方式，健康的飲食習慣，開朗的性格，合理的運動，腦梗塞不會發生！專家推出一種簡便的自測方法，據此可以判斷自己有無隱性腦梗塞，以便及時找醫生治療。

一、直線前進：在地板上畫一條五米長的直線，左右腳交替踩在上面向前走，不能準確踩線或身體搖晃者，小腦或腦幹往往有異常。

二、夾豆粒：大豆三十粒，二釐米大小的豆腐塊若干塊置於小碟內，用筷子交替夾豆粒和豆腐塊，放到另一碟子裏，反覆五次。如果需時三十秒以上，就要引起注意。

三、畫圓圈：在紙上以五毫米間隔畫四個圓圈，然後用另一種顏色的筆，在五毫米間隔中間另外加畫一個圓圈，第二個圓圈要求在十秒鐘完成。如果添上去的圓圈有兩處以上與第一個圓圈碰到一起，就有可能存在隱性腦梗塞。

腦梗塞前兆

日本的網上也介紹了一套自我檢查腦梗塞前兆的方法。

雙手拿起一張紙的左右對邊，用力對扯，如果其中一隻手的手指不能固定捏住紙張，立即做以下的測試。

一，閉上眼，雙手平伸，手掌向天，手指打開伸直，數十秒鐘。然後睜開眼睛，觀察自己的手臂，當兩邊的手臂都沒有往下掉，表示正常。反之，當其中的一邊手臂不自主地往下掉，手指也不自主地彎曲，那麼就要注意了，很可能是腦梗塞前兆。

二，眼睜開，兩手往前平舉，每一隻手像各自抓住一個球，左右一起轉動，加速，越轉越快，但雙手的動作還是一致的，不會亂，這樣就表示正常。如果兩手的動作不自覺地不一樣，一隻靈活一點，一隻不太靈活，那麼就要注意了，可能是腦梗塞前兆。

三，請一個人站在面前，舉起一隻手指，自己也舉起一隻手指，重複地碰對方的手指和自己的鼻子，合理加速，變快也要碰到目標。對方的手指上下左右改變位置，自己的手指也能準確來回碰到目標，這樣叫正常。反之，如果無法碰到對方的手指，或者自己尋找目標有困難，要花氣力才碰到對方的手指，那就可能是腦梗塞前兆。

夏天因為脫水，血液粘稠，容易發生腦梗塞，所以要多喝水。在腦梗塞發生的幾個小時以內急救，完全復原的機會很高。

小心肌肉萎縮

脾胃是人的第二個腦，可想而知消化系統健康的重要。脾虛的人，早飯之後就會開始覺得頭昏腦脹，直接影響大腦的思維，這不是第二個腦是甚麼？

近日我又多發現了一點關於飲食的重要性，消化功能不正常，還會引起肌肉的萎縮。健康的肌肉應該是飽滿的，反之則是「泡」的，「空」的。如果一直都不注意飲食的健康和運動，人從六十歲開始，肌肉就會迅速萎縮，其速度是每年萎縮百分之四。十年後，到了七十歲，全身的肌肉就萎縮了幾乎百分之四十。肌肉萎縮會令四肢無力和關節痛。所以關節痛可能有多個成因，不容易治好，醫生也只能告訴病人是「退化」，表示他也沒有辦法。

我不相信所謂的「退化」，只要把背後的成因找到，就可以治好。但肌肉退化是時間與生活習慣及起居飲食引起，所以也要從這三方面開始改進，加以持之以恒的運動，把肌肉慢慢養回來。

首先是運動，每次運動之後便躺下或者坐下休息一小時左右。肌肉的新生不可缺少生長激素，而生長激素在運動後的休息時會大量製造。如果在臨睡前做一些溫和的運動，再洗漱入睡，會幫助肌肉的新生。運動千萬不可強行，一切要量力而為。

餐飲方面，在十穀飯和蔬果的基礎上，每天還要吃一些瘦豬肉，份量約兩、三隻麻將牌的大小就足夠了，喝肉湯也可以。十穀飯中有多種微量元素，有藥膳的功效。同時還要忌辛辣，戒煙慎酒。

防止肌肉萎縮

雄激素只有在做肌肉運動的時候才能製造出來，有了雄激素才能製造肌肉。這裏的「雄」，女人也一樣，女人不運動，飲食不合理，隨着年紀的增長，肌肉一樣衰退。

鍛鍊肌肉可以選擇行山。行山時，雙手大幅度地上下、左右揮舞，各自一百下。去學打一套拳，太極、八段錦等都可以。晚上臨睡之前打一次拳，時間不少於二十分鐘，然後洗漱睡覺。如果不打拳，可以雙手扶穩傢具，做下蹲站起，目標是做一百下，分五次或者十次做完，看自己的能力而定。

鍛鍊上肢與胸肌未必需要借助啞鈴：用一條毛巾，捲成棍子的形狀，雙手各抓住棍子的兩端，猶如抓住一根鐵棒，然後用盡全身力氣把這根「鐵棒」拗彎，目標是拗一百下。分五次或者十次完成，還是量力而為。拗「鐵棒」時，兩隻腳的腳趾用力抓住地面。做完這個運動後，躺在床上練習抬腿功(見頁八十「抬腿功法」)。

讀者來信說，照着練習五分鐘後，有大量胃氣和屁排出。這是非常好的現象，內臟是最難運動到的，現在只做抬腿功法五分鐘就已經可以運動到胃和腸。做這個功法時，雙腿凌空，不要搭在牆上借力，腰和臀部也不能離開床。

在飲食方面，吃瘦肉、豬肝、蛋黃、蘋果、蜆殼類海鮮、十穀米、淮山、陳皮、太子參、百合、花生及可可粉。淮山可以生吃，切片後加入醬油涼拌。百合可以加入十穀糊中一起攪拌打爛。蘋果和瘦肉可以煲湯。蜆殼類海鮮加生薑煲湯。

這個簡單功法有用，是因為在抬腳時，血液會迅速流回肝、腎，給予重新解毒排毒。

抬腿功法

東子師傅曾經教過我一個功法，對便秘、胃腸消化不良、尿失禁、攝護腺腫大、女性生理不適都有效。

動作很簡單：平躺床上，床不可太軟。雙手重疊輕放在丹田，雙腿併攏，連大腿抬起向天，然後大腿保持不動。小腿下垂，成九十度，腳板向牆，保持這個動作十五分鐘。

無獨有偶，臺灣一位太極導師尤師姐也教她的弟子練相同的功法，而且附帶詳細的說明：練功時心平氣和保持輕鬆，自然呼吸，不可憋氣，靠腰力及丹田氣力來支撐身體下半部所受之酸。

這個簡單功法有用，是因為在抬腳時，血液會迅速流回肝、

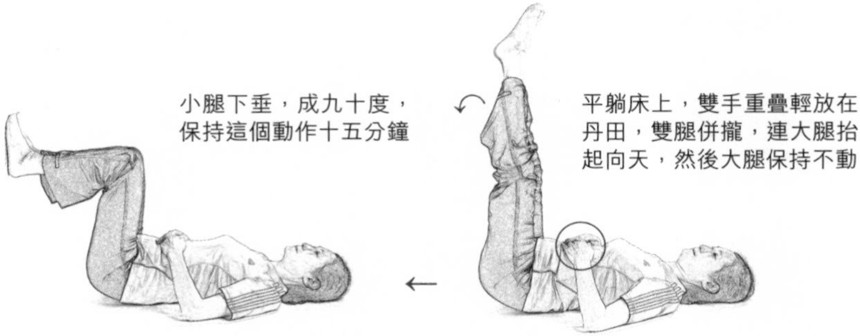
平躺床上，雙手重疊輕放在丹田，雙腿併攏，連大腿抬起向天，然後大腿保持不動
小腿下垂，成九十度，保持這個動作十五分鐘

腎，而重新解毒排毒。此時新陳代謝增加，腰部以下會有強烈極酸的反應。這是血液中的不潔物，而身體為了排解瞬間增加的毒素，腦下垂體分泌激素。在流汗中，將毒素予以排出。

在抬腳時由於用丹田呼吸，肚臍及命門同運氣，幫助打通任督二脈，使氣血暢行，濁氣下行排出。毛細孔擴張，有助排解心胸鬱悶，心跳隨之減慢，血壓隨之穩定，癌細胞自然死亡。由於脾主四肢，抬腳時也運動了脾，所以血糖可以穩定，改善脾的功能，人的性情自然和藹。

在抬腳時，會引起大小腸蠕動，有助減肥，有助膀胱使更有力，提升男女生理功能。在抬腳時，脊椎保持水準，氣血順暢，幫助關節增生骨髓，脊椎兩旁神經恢復平常，便不會關節退化，長骨刺。

缺鋅引起怪病

有個小女孩喜歡摳牆上的石灰吃，也有些小孩喜歡吃磚頭、粉筆、泥等，有大人迷信，説是中邪。我到今天才知道，有這種怪毛病的孩子，是因為身體中缺鋅。

鋅在人體內的含量以及每天所需攝入量都很少，只需要幾克，但對性發育、性功能卻能起到舉足輕重的作用。人體中大部分組織都含有極微量的鋅。鋅是體內數十種酶的主要成分。鋅還與大腦發育和智力有關。鋅還能增加淋巴細胞，增強淋巴的活動能力，對維持皮膚和黏膜組織正常、防禦細菌、病毒侵入、促進傷口癒合、減少痤瘡等皮膚病變，及校正味覺失靈等均有妙用。這讓我想起很多人因為焦慮和工作壓力引起的濕症，大腦皮質興奮有可能消耗酶中的鋅。

缺鋅不可以吃鋅維他命，只可以從食物中補充。過量的鋅會導致嘔吐、頭痛、腹瀉、抽搐等症狀，並可能損傷大腦神經，導致記憶力下降，也會引致前列腺癌。過量的鋅也很難被排出體外。

只要不偏食，就不會出現缺鋅。但每天每飯都是白米、白麵，已經是偏食。BB每天只喝奶，也可能是偏食，皮膚就容易長濕疹。十穀米是最好的白米替代品，每一次吃十穀米都是一道藥膳。超市中有包裝好的十穀米，是否正宗就不知道了，也有十穀粉可以沖糊糊(糊仔)。

貝殼類含鋅最高，還有豬肝、堅果、蘋果、馬鈴薯、茶葉、杏仁、可可、淮山、薏米、蓮子心、陳皮、太子參、百合、蛋黃和豆類等。

老人不癡呆

拍回來的鏡頭中有個八九十歲的漁民老婆婆，腳趾都已經變形，牙幾乎掉光，剪輯師說：「這張臉能顯示出她的經歷。」

話還沒有說完，鏡頭結束了，那位老婆婆一秒鐘之前還是氣若遊絲，一聽見喊「停」，眼神突然一亮，剪輯師大驚，老人剛才的「老朽」原來是演出來的。老人家在現場行動矯健，對演戲的指令從來不需要重複二遍。

我見過另一位八九十歲、健康機靈的老人是鄰居阿黃的老媽媽，年輕的時候生了一堆孩子，現在每天早上去公園打拳運動兩小時，子女閑時陪她打麻將是她的一大樂事。這兩位老人都不會患老人癡呆，運動、打麻將都有助防止腦退化。去公園活動，之後與公公婆婆喝茶，按照老外專家的研究，社交有助改善記憶和思維能力。

我的哥哥姐姐退休後總是坐在家裏，我很擔心。他們自己也害怕患老年癡呆。醫生叫我大姐去學一門她自己喜歡的功課，從學法文到學唱歌、編毛線都可以，學習可以強化注意力，有助刺激腦細胞之間的聯繫。

每天吃兩個蘋果，或者榨汁，蘋果在身體中產生的物質是治療老年癡呆最好的天然藥物。每天早上喝杯加肉桂粉的咖啡，肉桂粉的分量每天吃半茶匙至一茶匙。保持良好視力可以減低患老年癡呆百分之六十三的機率，可見眼睛保健的重要。學打坐、冥想，甚麼坐姿都可以。多散步、多接觸大自然，少吃糖，飲食結構以芝麻、堅果、番茄、洋葱、大蒜、豆類、魚、綠葉蔬菜、橄欖油、適量葡糖酒為主。

假設皇帝練習了老蘇的「吐故納新」而身體沒有改進，老蘇就會變成東坡肉。

東坡捨命養生法

昨天寫的〈老人不癡呆〉其中一項是每天靜坐冥想幾分鐘。冥想，從古印度到古中國不知道有多少流派，人人各師各法。

我在《嚴浩特選秘方集》書中提過，蘇東坡曾經上書皇帝，推薦自己的養生之道，其中一項「吐故納新」屬於冥想中的「動功」。古人認真，特別不能欺君，假設皇帝練習了老蘇的「吐故納新」而身體沒有改進，老蘇就會變成東坡肉。

有位讀者來信，大意說，自從他五十歲後，身體素質下降，後來依照我介紹的「東坡養生法」。三個月後，身體機能好像被喚醒，病也沒有了，「比吃藥還快」，他說。三個月差不多是一百天，這正是東坡在〈上皇帝書〉中對皇帝的保證：「此法甚效，初不甚覺，但積累百餘日，功用不可量，勝之服藥百倍。」

讀者信中又說：「這個方法那麼好，應該讓多些人知道。」想當年，老蘇一定把這個方法在自己身上、別人身上反覆實踐，證明的確有效後才敢向皇帝拍胸口寫保單。這不是去茂哥的茶室飲茶吹水分享養生經驗，而是弄不好就會人頭落地的。

〈老人不癡呆〉文中列出了各種預防老年癡呆的方法，那都是老番醫學家的專業意見，唯獨冥想這一項結合了我們老祖宗的經驗，可見功效之顯著。東坡說：「無事此靜坐，一日是二日，若活七十年，便是百四十。」練習這個方法後，腦子不會缺氧，精神抖擻，皇帝也不會老年癡呆。

第八章

懂吃雖為小學問 不懂易出大問題

早餐……如果不吃，身體器官就開始耗損，中醫叫熬。……熬的結果，首先得病的是脾，脾虛的結果，是肝和肺也被拉扯壞了，同時被影響的還有腎，所謂腎虛，也是被熬壞的。

胃和腦袋有甚麼關係？飽食後，大腦中會出現一種叫「纖維芽細胞」，促使腦動脈硬化……

病人臉色紅撲撲的，但自己卻覺得冷。補品是熱性，把體內的陽氣逼到皮膚表面，反而引起體內更虛。東子師傅叮囑老太太停止進食補品，……

養生的經驗

朋友相聚談養生。嘉玲最近主演的一套電影票房很好，心情也很好。以我所知，養生從睡眠開始，身體需要睡眠來排毒，來造血。如果可以在十一點前睡着，半年以後，身體的素質已經大有提升。

起床後，早上第一杯水必須是溫水，分三十小口慢慢吞下，每喝一口配合縮肛一下，這樣有助排便，老來也不會有吞嚥困難。

早餐是一天中最最重要的一餐，可以不吃晚餐，但必須吃早餐。原則上，早餐吃甚麼都會在一天的中間消耗掉，但如果不吃，身體器官就開始耗損，中醫叫熬，就好像開一輛沒有潤滑油的車，又好像點一盞沒有油的油燈，還是能點着，但燒的不是油，是燈芯，燈芯燒完就完了。

熬的結果，首先得病的是脾。脾虛的結果，是肝和肺也被拉扯壞了，同時被影響的還有腎。所謂腎虛，也是被熬壞的。我早起必吃飯，預先用芝麻、核桃、連紅皮的花生，三種打成粉放密封盒，保存在冰箱，早上舀一大湯匙混在飯裏，淋上最少一湯匙初榨橄欖油，一點醬油，非常好吃。還可以混進一隻煮熟的剝皮番茄。橄欖油軟化血管。芝麻、核桃補腎補脾補腦抗衰老。花生補血。如果不習慣早上吃飯，用這三樣粉沖豆漿。只用芝麻也可以，一定要用炒熟的芝麻，打成粉。

不是每人都適合喝茶，用去核紅棗和桂圓每樣五顆，黃芩二、三片，三樣東西，當茶泡水喝一天，治療心脾虛損、氣血不足所致的失眠、健忘、驚悸、眩暈，還能補氣、抗氧化。如果脾虛，加入山楂二十克。

少吃點長壽

胃和腦袋有甚麼關係？這個關係大得很。胃如果總是塞得滿滿的，容易得老人癡呆。

科學研究證明，飽食後，大腦中會出現一種叫「纖維芽細胞」，比不飽食時增長數萬倍。這種生長因數會使脂肪細胞和毛細血管內皮細胞增大，促使腦動脈硬化，腦皮質血氧供應不足，腦組織萎縮和腦功能退化，最終出現癡呆而縮短人的壽命。

少吃點能長壽。人體過多攝取蛋白質和脂肪，使消化系統負擔過重，易導致消化不良。這樣，未被消化的食物長時間滯留在腸道內，會產生毒素和致癌物質。這些毒素和致癌物質不但易使人患腸道疾病，還會被腸道吸收，透過心腦屏障，損害中樞神經系統，使人衰老。

飽食損傷細胞，使人早衰。人體攝入的食物越多，產生的活性氧就越多，人老化的程度也就越快。活性氧是對人體極其有害的物質，能導致細胞損傷，動脈血管硬化，引發疾病、衰老，甚至死亡。少吃點可以減少活性氧的產生，使細胞免受其害，從而延緩衰老。長期飽食使人肥胖，引起動脈硬化、冠心病、糖尿病、癌症等疾病。

科學家通過對猴子限食的試驗證明了這一點。讓一百隻猴子隨牠吃飽，另外一百隻猴子只吃七八分飽，定量供應。結果，隨牠吃飽的一百隻猴子過一段時間死了五十隻，另外只吃七八分飽的猴子長得既苗條又健康，還很少生病，十年養下來才死十二隻。

懂吃

補得起不來床

東子師傅出關後，總有很多人找他治病。

有位八十八歲的老太太體虛，中西醫都說「沒有甚麼病，補一補就好」。老太太的子女很富有，於是把參茸蟲草，以及各式補酒都變成了老太太的家常便飯。但是老太太的體虛並沒有改進，接連吃了兩個月後，反而連床都起不來了。

東子師傅前去看她的時候，老太太的手腳以及全身的皮膚都發燙，小腹很脹，尿頻，腰部卻發寒發痠。東子師傅用氣功治病，發現她是陽氣外泄，外強中乾。病人臉色紅撲撲的，但自己卻覺得冷。補品是熱性，把體內的陽氣逼到皮膚表面，反而引起體內更虛。東子師傅叮囑老太太停止進食補品，三餐改為以小米粥為主，戒肉戒魚，一個星期後，老太太已經走路正常，皮膚也不再發熱。事後再跟進，沒有發現惡性回轉的跡象。

這個真實的案例説明一點，老人家不能亂補，可能很多時候根本不需要補。因為老人的活動少，新陳代謝慢，能量和營養消耗得慢，過多的營養反而堆積在小腹，形成疾病。由於小腹是連着腰和下肢的，就會影響走路。只要飲食正常，多吃粗糧和清淡的食物，反而容易吸收。身體從普通膳食中汲取的營養已經足夠滋養身體。

有一個更好的辦法：把所有食物攪拌後讓老人家當稠粥吃，對消化和吸收更有幫助。我九十高齡的老母親就是一個人辦，她吃了三個月攪拌成糊的食物，頭髮竟然開始由白轉黑了。

第九章

「人要臉，樹要皮」，伊愛美，美連皮

每日三餐中適量攝入豬肝或者豬肝蘋果湯、瘦肉或者瘦肉蘋果湯，晚餐則盡量不吃肉，早餐或者午餐可以多吃一些。

要知道，皮膚是內臟的反應區，……

清潔皮膚時，除了要選擇溫和不刺激皮膚的潔面乳之外，水溫也很重要，太熱或者太冷都會刺激皮膚。

「我只是從來不用洗髮水、沐浴液、洗面乳之類的東西，唯一的護膚品是一瓶潤膚油，……」

美容

「緊張痘痘」的食療

這篇文章是特意為臉上好長「緊張痘痘」的女生寫的。

事出朋友的女兒做金融，高薪、但工作壓力也高，每次要做項目時，在超高壓下，臉上就會長出痘痘，紅紅的一片，像皮膚爛掉一樣。我發現這是個都市流行病，情緒長期壓抑，或者工作壓力大，身上、臉上都會長痘痘，統稱濕疹，有的一長就是一片，女生們大多數長在臉上，很不公平。

劉心悠告訴我，她也有這個「緊張痘痘」的煩惱，只好定期在臉上打一針，加上吃藥，只是沒法根治。

長期用西藥恐怕會逐漸失效，而且貽害身體。為好長「緊張痘痘」

的女生，我推薦以下這份菜單：起床後，飲用一杯生榨馬鈴薯蘋果汁。半小時後，吃十穀米做的米飯或者粥或者糊糊，少吃白飯、白麵、白麵包。

每日三餐中適量攝入豬肝或者豬肝蘋果湯、瘦肉或者瘦肉蘋果湯。晚餐則盡量不吃肉。早餐或者午餐可以多吃一些。如果您是中環的凌晨下班族，一定要吃宵夜的話，也絕對不要吃肉。永遠戒煎炸食品，忌吃辣，戒煙少酒。

每一個星期的飲食中，要包含以下的食物：貝殼類（比如貝類湯），豬肝、堅果、蘋果、馬鈴薯、茶葉、杏仁、可可、淮山、薏米、蓮子心、陳皮、太子參、百合、蛋黃和豆類等。這要成為習慣。一個月以後，希望你告訴我成效。

建議在服用這個偏方的同時，也服食「緊張痘痘」食療，在根本上改進自己的體質。

沙參治臉上紅疹

臉上好長「緊張痘痘」的女生，請好好閱讀這篇文章，這是一位讀者看了上一篇「緊張痘痘」食療以後，主動寫信來分享他的經驗。如下：

「……之前，我的臉上有紅疹，中、西醫看了很久，療效不理想，好了又發。後來偶聽電台介紹這個偏方，堅持了兩個星期，臉上紅疹已經退去。希望和我情況相似的朋友試一試，看看是否有效。方法如下：沙參一味，數量若干（建議買一両），加水適量（建議水過材料面再多一點），（水滾後，小火）煲煮十五至二十分鐘（小心不要乾）。放涼。沙參連湯水用攪拌機打成糊。」

「一，內服，早、晚餐前空腹服用一湯匙。二，外敷，早、晚洗臉後，如敷面膜一樣敷十分鐘。一次可以做幾天的份量，做好後用玻璃瓶裝好，放在冰箱裏，每次用的時候用乾淨的湯匙勺出來，可以避免變壞。一位尊敬您的讀者謹上。」要表示感謝和尊重的是我，和所有因為他的來信而受惠的讀者。謝謝您！

沙參的功效不少，其中一項説：「清熱解毒。治瘡癰腫毒，黃水瘡，濕疹。」傳統服用沙參都同時配其他的藥材，單服一味的少，但沙參也是普通常用的食材，比如沙參雞湯等，所以我們對它也不會太陌生。

我建議在服用這個偏方的同時，也服食「緊張痘痘」食療，在根本上改進自己的體質，令到身體不再成為濕疹的溫床。要知道，皮膚是內臟的反應區。皮膚不好，要提升的是自己的健康，不是護膚品的牌子。

美容從內臟開始

美容美膚品是大部份城市人的必需品，全球每年花在這項消費上的不知道有多少千億。不敢說這些產品都是無用的垃圾，有多少女人化妝前後根本是兩個人，但皮膚的美與光澤是內臟的反映，內臟調理好，自然就臉上有光。

我記得二十年前在九龍城有一個中醫，上門找他的都是希望美容的女人，據說其中不乏影視明星。

《黃帝內經》是世界上第一本論及美容的書，書中載：「心主神明……其華在面。」臉上皮膚細嫩、皮膚下好像有光澤透出來就叫做「華」，而這個令人容光煥發的「華」，是始自於心，心火調理好，臉上皮膚就自然會漂亮起來，心火大、容易發脾氣的人，沒有一個會漂亮，時間長了，區別就顯現出來了。有些人的眼睛特別明亮，手腳伸出來皮膚好像玉一樣晶瑩，原來手腳上的皮膚和指甲是屬肝管，肝又管眼睛，所以「肝開竅於目，其華在爪。」管我們頭髮的是腎，腎好，「其華在發」，頭髮就會濃密有光澤。

至於減肥，又是另一項數字龐大的生意。但管我們「纖體」的是脾，「脾主健運……脾主肉。」脾是身體的運輸大隊長，運送身體裏的營養，搬走多餘的垃圾。脾虛，就是這位隊長走慢了，甚至於走不動了，於是多餘的垃圾便囤積起來。廢物積聚就是肥，營養不夠就是瘦。從注意內臟健康開始，這才叫真正的美容。

《美麗聖經》

老婆在中學的時候去了陝西和西藏，這兩個地方的紫外線格外強烈，她母親一路叮囑：「要塗抹防曬霜、要戴遮陽帽、要撐陽傘！」

但她正當叛逆年齡，戴帽子嫌壓壞髮型，撐傘嫌不夠瀟灑，勉強抹點防曬霜算是敷衍媽媽。那個夏季過後，曬傷的皮膚足足一年才恢復。

她最近突然反省這事，說一切最貴的護膚品加起來，還不如防曬重要。原來她這幾天不離兩本書：《美麗聖經》和《最敢說的化妝品評鑒報告》，都由Paula Begoun著，才看了三分之一，已經非常的High，像念經一樣自言自語：這本書，不但女生要看，男生也要看，人類都要看。

我問她為甚麼好像吃了藥？她説：「市面上的護膚品和化妝品多若牛毛，這兩本書通過對皮膚的分析，再通過實例的測試和比較，把市面的品牌化妝品全部打回原形，讓人清楚知道哪些品牌是徒有虛名，哪些是物有所值。令女士們驚喜的是：並不是天價化妝品才能呵護皮膚，一些很普及的品牌就有高品質的配方！」

很多產品自稱「皮膚科醫生的推薦」，是真有其事嗎？護膚品真的可以除皺嗎？「純天然、有機」的護膚品比同類產品價格昂貴得多，成分真的就是全天然嗎？如果不添加防腐劑，其中的活性成分怎樣避免氧化？一些宣稱加入了高科技成分的產品，它們的濃度真的足夠到產生效果，還是只象徵性地意思意思加了一點點呢？

老婆補充：「原來年輕的少女，越早正確地保護皮膚，就越能夠讓皮膚經受住時間的考驗。」所以她現在很後悔：「叛逆的青春也不總都是好的。」

護膚的黃金原則

過去我曾寫過老外公保養皮膚的「秘方」：清水洗臉，從來不用任何護膚品，但也從來不讓皮膚裸露在陽光下。

而今八十六高壽的他，臉上沒有一個黑斑，而且皮膚散發着自然柔和的光澤。老外公的經驗或許只會被當做是個人體會，可是根據專業人士的推薦，保養皮膚有一個黃金原則，而這個原則與老外公的個人體會完全吻合，那便是「Less is more」，越少越好。

不論是基礎保養，還是化妝，少而精的步驟很重要。皮膚不會在化學品的盔甲下窒息，更可避免因過度摩擦皮膚而產生的皺紋。《美麗聖經》這本書最值得欣賞的地方，就是教導大家用最簡單的步驟實現最到位的護膚。

不能憑廣告來判斷，在《最敢說的化妝品評鑒報告》一書中，有針對四十家國際知名護膚、彩妝品牌進行的產品分析，例如清潔皮膚時，除了要選擇溫和不刺激皮膚的潔面乳之外，水溫也很重要，太熱或者太冷都會刺激皮膚。這和我們過去聽說的「冷水可以收縮毛孔」的概念很不一樣。

碰巧在中央四台《中藥醫緣》播出的一輯節目中也曾討論這個話題，認為冷水會讓毛孔暫時收縮，但不會起到持久的效果，而且潔面時冷水令皮膚收縮，並不利於徹底清潔污垢。由此看來，溫水潔膚應該是比較正確的，或許又是碰巧，老外公也是夏天用並不冷的涼水洗臉，冬天則從來都是用溫水洗臉，你說他可是讀了哪本《聖經》呢？

美容

健康美麗 自然人

陳太凱蒂已經是三個成年男孩的媽媽，一個兩歲小女孩的祖母。老婆見到她後，禁不住連連讚歎：「皮膚真漂亮！一點看不出年紀！」這是一種完全不施脂粉的光潔、乾淨、柔軟、紅潤和健康。

果然不出意料，凱蒂靦腆地笑着說：「我只是從來不用洗髮水、沐浴液、洗面乳之類的東西，唯一的護膚品是一瓶潤膚油，大概一年用不到二十次。」

老婆把凱蒂歸類為老外公那一類的「自然人」，因為他們不但自己健康、美麗，而且對環境友好，屬於可愛人類一族。事實上，一本由日本皮膚專家著作的書中指出：清水已經可以幫我們洗去百分之九十的污垢，如果覺得一定要用洗滌劑沐浴洗頭，那麼一個星期用一次也已經足夠，平時則只用清水。

使用市售洗髮水時，將洗髮水稀釋十倍後再使用，讓頭皮大大減少洗滌劑產生的刺激。高濃度的洗髮劑長期直接接觸頭皮，毫無疑問會引起脫髮。如果你有脫髮的困擾卻一直找不到原因，也不妨試試稀釋洗髮劑，看是否會有幫助，畢竟這沒有絲毫壞處。

很多人都不習慣只用清水洗自己，怕不乾淨，那是廣告對我們的潛移默化，廣告強調香味與乾淨的直接關係，我們接受了，多年下來，也已經很難改變習慣了。

健康的皮膚，除了堅持防曬、用正確的步驟保養、用適合的產品滋潤以外，最重要的還是有正面的心態、有規律的生活、健康的內臟和運動的習慣。能做到這幾點，想不美足一世都難！

嬰兒濕疹食療

小兒濕疹是嬰兒時期常見的皮膚病之一，俗稱「奶癬」，與遺傳有很大的關係。如果父母也有濕疹病史，或對某種食物及環境過敏，要避免讓寶寶接觸引起父母過敏的物質。

牛奶及配方奶粉極易引起過敏，停止喝牛奶，試着改用其他牌子配方奶粉，有可能減輕濕疹。牛奶要多煮一會兒，還可以在奶中加三分之一的糙米米湯。雞蛋、魚、蝦、蟹、巧克力、牛肉等都可能引起過敏，哺乳的媽媽最好別吃。羊毛、人造纖維、花粉、汗液、尿液、空氣乾燥都可能引發濕疹。患有濕疹的寶寶要遠離以上環境因素。

一，菜泥湯：分別取適量的新鮮白菜、紅蘿蔔、卷心菜（又叫包心菜、蓮花白、cabbage），洗淨後切成小碎塊，放進鍋裏加水煮一五分鐘左右，取出搗成泥狀後服用。有祛濕止癢功效。

二，絲瓜湯：取新鮮絲瓜三十克，切成小塊放入有水的鍋內煮熟後讓寶寶喝湯，並將絲瓜搗成泥，同吃下去，對奶癬有滲出型（有流水症狀）效果顯著。

三，綠豆百合湯：綠豆、百合各三十克，按平時常用方法煮湯。豆子熟後連渣帶湯一同飲用。減輕奶癬痛癢症狀。

四，泥鰍湯：新鮮泥鰍三十克洗淨放入水中煮熟，適用奶癬症狀嚴重者。

五，薏米紅豆：薏米三十克、紅小豆十五克，加水同煮至豆爛，早晚分服。

六，冬瓜湯：帶皮冬瓜二百五十克，切塊，煮湯食用。

七，黃瓜皮三十克，加水煮沸三分鐘，一日三次，分服。

第十章

天賦奇果顯異能

「奇異果中所含的精氨酸能幫助傷口癒合，更能治療陽痿。奇異果中含有多種氨基酸，可作為腦部神經傳導物質、可促進生長激素分泌。」

連風癱、白髮都可以治！奇異果還能阻斷致癌物質——亞硝胺合成的活性成分。

有人還會對奇異果過敏，但是沒有因食用奇異果導致的死亡病例報告。

又問，奇異果應該吃生的還是熟的？當然是熟的，為甚麼要吃生的？

請大家分享她的喜悅：「你一定想像不到我是以甚麼心情來寫這封email吧！……奇蹟！解決了困擾我半世的煩惱。真的愛死這方法呀！ Isabeau上」

奇異果減肥法

白蓮達最近發現了一個簡易有效的減肥法。她每天早起先吃兩個奇異果(獼猴桃)，身體居然瘦了下去。

我覺得很不可思議，上網查了一下，才知道奇異果不但早被當成減肥神品熱炒，還是一個大奇跡：「奇異果是營養密度最高的水果，每天吃兩顆奇異果，可補充身體中的鈣質。奇異果中的微酸，能促進腸胃蠕動，減少腸胃脹氣。奇異果改善睡眠品質。奇異果有豐富的維他命C，一顆奇異果含的維他命C就有八十七毫克。」

「果肉中黑色顆粒部分，有豐富的維他命E，可以防止發生眼睛黃斑部病變。奇異果還有豐富的葉酸、膳食纖維、低鈉高鉀等。奇異果中所含的精氨酸能幫助傷口癒合，更能治療陽痿。奇異果中含有多種氨基酸，可作為腦部神經傳導物質、可促進生長激素分泌。」

只是一項「可作為腦部神經傳導物質」已經了不得！我們有時候太累，明明意識清楚，但無法用語言清楚表達，這便屬於腦部神經無法傳導。腦退化的患者，便是嚴重腦部神經傳導失常。即使改善了行動，但腦部神經傳導功能也很難恢復。奇異果竟然有這個功能！

我外母來看我們的時候，堅持每天讓我們吃一堆獼猴桃。她說這東西很好，我不知道竟然有那麼好。她在我們家的那半個月，我明顯瘦了，當時沒有想到是獼猴桃在發功，還以為外母的威嚴把我肚腩上的脂肪給震了下來。吃獼猴桃要飯前吃，通常一天兩到三個便夠了。

奇異果是治病高手

奇異果的鈣含量是葡萄柚(西柚)的二點六倍、蘋果的十七倍、香蕉的四倍。如果要補鈣，奇異果比任何鈣片和所謂加鈣奶產品都有效。

奇異果的維他命C含量是橙的兩倍，有許多人服用維他命C片，但與其食用合成的藥品，不如多吃天然的奇異果。人工合成的維他命是老番發明的，但是經過百年來的應用，老番又說，天然維他命和人工維他命根本不是同一個東西。

奇異果可以減肥，因為能協助身體燃燒糖分與脂肪，而且可以排除水分。奇異果也有人工合成的藥丸，肥艾迪和白蓮達也服用過一段時間，但一點用也沒有。奇異果又有很多纖維，可以增加飽足感，它的低鈉高鉀的完美比例，可補充熬夜加班所失去的體力，晚上不吃宵夜，便大大減少腸癌的危險。

奇異果可抑制抑鬱症，補充腦力所消耗的營養。它所含的豐富果膠及維他命E，能促使血液迴圈順暢，增進性能力，可降低膽固醇，對心臟健康很有幫助。吃奇異果可改善睡眠品質。

中醫說，奇異果調中下氣（這就是說，奇異果對脾虛、腸不健康的人是恩物！）、主骨節風（治風濕，難怪奇異果可以改善怕冷體質與水腫）、癱瘓、長年白髮。連風癱、白髮都可以治！奇異果還能阻斷致癌物質——亞硝胺合成的活性成分，阻斷率達九成八，有抑制癌細胞的作用。還有，果膠果酸等可以給皮膚補充養分，預防黑斑，使皮膚更加美白細膩。

後面講奇異果的吃法。

奇異果的吃法

奇異果百分之八十的營養在果皮部分，可是奇異果的皮很多毛，怎麼吃？

找一塊新的廚房洗碗用的百潔布，表面很粗那種，就可以把皮上的毛擦刮掉。用兩隻刮毛以後的奇異果，加小半杯水，連皮放在攪拌機中攪爛，馬上小口喝下，放久了不喝會氧化。在早餐以前吃最好，從冰箱直接取出的太寒，要先在溫水泡一下。

有位讀者叫自己「長期減肥中女」，來信說：「我幾年前食用奇異果後，不斷咳嗽，足足有多個月，中西藥都試過，所以本人提起奇異果就怕怕。請問奇異果是否屬於寒性呢？」

奇異果是寒性，吃後拉肚子不要吃。奇異果與蜂蜜、或者牛奶一起食用會引起腹瀉、腹脹、腹痛。有人還會對奇異果過敏，但是沒有因食用奇異果導致的死亡病例報告。「長期減肥中女」的症狀應該是過敏。

好消息是，老番的「過敏及臨床免疫學期刊」對奇異果有研究報告，發現部分奇異果品種比較不易引發過敏反應。維也納醫學大學報告，他們研究三十七名對奇異果過敏的成人，發現特定品種奇異果（包括金黃色奇異果）比常見的深綠色海華德（Hayward）奇異果不易引發過敏。綠色奇異果的致敏性蛋白質含量，是金黃色奇異果的五十倍。

所以「長期減肥中女」，你可以試試金黃色奇異果，如果沒有不良反應，便可以用它減肥了。金黃色奇異果通街有賣！

戀戀奇異果

讀者湖水小姐說，「自看過有關吃奇異果可以減肥的文章後，本人依着試了兩天，果然減了兩磅。」

她平時沒有便秘，吃奇異果後會上廁所，但不是拉肚子，上後整個人都很舒暢。但是她「吃後也會咳，而且有點暈眩，想來應該是奇異果的寒性所致。」我想她可能有一點奇異果過敏，所以一定要吃金黃色的奇異果。根據資料，金黃色奇異果比較綠色的從多方面比都優勝。

她又問：「請問有沒有辦法中和奇異果的寒性？如果我將兩顆奇異果連皮搗爛，混和加了兩片薑片的開水，是否能夠中和奇異果的寒性？」

這位小姐很聰明，我自己也是這麼吃的。我也怕寒，先用兩片生薑泡水，用薑水倒進攪拌機中和奇異果打汁。水要少，否則喝得一肚子水。用湖水小姐的方法一樣可以，或者直接把薑和奇異果一起攪爛也可以，薑的份量一片便夠。

湖水小姐有個非常任務，她說：「今年內我必須減去數十磅，不然將是個很大的遺憾。」我八卦，問她是甚麼遺憾，她回信說：「這個是女人的秘密。女人的遺憾十之有九與男人有關，哈哈。我喜歡一個很遙遠的人，但對方不會喜歡我，我今年年尾想去看他，這也應該是最後一次了，也好完結這份迷戀。我很胖，（我不是過了一百二十磅就要嚷着減肥的那種人），也胖了很多年，我只希望漂漂亮亮的去看這個我一生中曾經最喜歡過的人。是有點傻，但這是我現在唯一要圓的願望。」（後續）

戀戀奇異果（下）

湖水小姐的故事很美麗，也有點傷感。不過，這個傷感是建立在對未來的恐懼上的。如果對自己多一點信心，是否會有不一樣的將來？

現在這個故事有兩個傷感點，一個是湖水小姐可能是單戀。那麼不管她是否減肥成功，對方也不會愛她，這是有點傷感。但回頭看一看，如果在過去的生命中沒有那個人也過得不錯，那麼在將來的日子裏，沒有對方只會過得更瀟灑，因為結果已經很清楚了，再沒有幻想，每一天過得實實在在。代替幻想的，是一個個具體的生活計劃，通過自己的努力，為自己畫一條新的彩虹。誰敢說彩虹上面沒有奇蹟？

另外一個傷感點，是湖水小姐擔心自己如果減肥不成功，有可能會影響這段感情。如果這份感情真的可以通過減肥來推進，請一定要行動起來。如果因為缺乏信心而不行動，那麼就是性格的悲劇，那是真正的，深層的悲劇，是一個在將來過不了自己的悲劇。

奇異果減肥的最好方法，是早上空腹吃兩個，午飯後二、三小時吃兩個。吃奇異果一個半小時以後才吃晚飯。奇異果有融化脂肪的特點，但要給它時間工作。晚飯不要吃脂肪。而且，一定要早睡，要夠六到八小時。

湖水小姐又説：「在吃奇異果的同時，她也會做適量運動，及減吃零食肉類等等。」她説得對，只是吃奇異果是不夠的。索性利用這個機會完全改變自己的飲食和起居習慣，使自己一天比一天健康，有健康便自然會美麗。健康美麗，做香港小姐都有份！

如果沒有見效，試試不要用攪拌機打爛，直接吃。有些攪拌機十分猛，會把果肉的纖維打爛，影響效果。

奇異果的迷思

讀者說，看見奇異果八成的營養在果皮，最好連皮吃下，但實在很害怕農藥。

我在網上搜了一下，是這樣的，蔬菜水果去農藥：「最好的辦法就是用鹽水浸泡，在清水裏放適量的鹽浸泡大約二十分鐘，然後再流水沖洗乾淨。或者把買回來的蔬菜水果放個三四天再吃，部分農藥也會自然地揮發。」

「黃瓜等蔬菜都比較適合用鹽水浸泡去農藥殘留。不過對於葉類蔬菜來說，用鹽水浸泡反倒得不償失。鹽水會破壞菜葉的細胞膜，不但丟失營養，還更容易讓農藥滲入。葉類蔬菜最好用小蘇打。」

又問，奇異果應該吃生的還是熟的？當然是熟的，為甚麼要吃生的？

大概要食多久才看見減磅成績？這個因人而異。如果是很胖，應該很快見效，但是開始時的瘦是把身體中多餘的水排掉，再往下，便要配合運動，調整飲食習慣，和作息的時間。

我今天收到兩個電郵，一個說：「一周了，我每天吃兩個，可沒瘦也沒怎麼去廁所，是不是我用的方法和數量不對呢？」一個說：「至於減肥磅數，雖沒有一天一磅，也做到了四天減三磅，奇蹟！」

沒有任何資料，也就沒有辦法判斷為甚麼會有完全不同的效果。要一輪嘴問：你是超重的體型嗎？還是一般？你吃宵夜嗎？吃早餐嗎？平時便秘嗎？奇異果有連皮吃嗎？睡得晚嗎？有運動嗎？家人都偏胖嗎？飲食以肉類蛋白質還是以穀物為主？有照我推薦的方法吃嗎？

雙向改善排便

奇異果對排便的功能是不容懷疑的。它的膳食纖維在水果當中名列首位，能阻止小腸從食物中吸收脂肪，讓脂肪隨糞便排泄，又能促進腸蠕動，排走積糞，能人所不能。

我從自己的經驗，懷疑奇異果對排便有雙向的作用，即既能改善便秘，又能改善容易瀉肚的毛病，即中醫說的大便溏瀉。

有一位讀者證實了我的想法，請大家分享她的喜悅：「你一定想像不到我是以甚麼心情來寫這封email吧！本人五呎高，一百三十磅，是長期肚瀉體質，吃了奇異果竟改善了腹痛肚瀉徵狀。」

「我從小到大，一吃下蔬菜生果，必定會在半小時內腹痛，然後肚瀉。看了很多醫生，都只說我的腸臟比一般人敏感。吃了醫生開的藥，卻又變成便秘。見了你說奇異果可減肥，即不理三七廿一，根據你寫的方法，每天一起床即連皮飲下一杯，誰知奇怪的事發生了：第一天喝下後，竟然沒有立即腹痛肚瀉。一天過去，心中雖怕，卻咬緊牙堅持。喝了第三天，終於有便意，卻沒有肚瀉。到了第四天，無論吃下一碟油菜或是兩個桃子都沒再出現腹痛情況，十分驚訝，卻又百思不得其解。至於減肥磅數，雖沒有一天一磅，也做到了四天減三磅，奇蹟！解決了困擾我半世的煩惱。真的愛死這方法呀！Isabeau上」

她和我一樣體寒，我在奇異果裏放了薑。她連薑也沒有放。

奇異果吃後反應

這一兩個月以來，我收到很多有關吃奇異果後的讀者回饋來信，以下的來信，代表其中一部分用者的意見。

「……一周了，我每天吃兩個，可沒瘦也沒怎麼去廁所，是不是我用的方法和數量不對呢？」

「我的排便有明顯改善，平時都需要點耐性和力氣，現在暢快多了。如像湖水小姐所說一天能瘦一磅就好了，但我沒有呢！」

「近大半年，母親終日鬧肚子痛和拉肚，嚴重時一天二十幾次，根本離不開家門。看過幾位醫生都只說是腸胃敏感所致。除了給一些止屙止痛和電解質補充劑外，情況一直未有轉好。母親開始奇異果食療之初只為減肥，及讀了昨天的專欄，讀得讀者的症狀後才記起自己的拉肚現象不見了，甚至忘記了肚痛跑廁所這回事。因此，母親大人說：『感謝主！……』困擾多時的毛病得以控制，心情也格外開朗。……可是，我的情況十分奇怪，進食後口腔食道有如火炙，引起咳嗽，相當難受。讀者大蘋果敬上」

「我媽和我在兩星期前每天食兩個奇異果，雖未有明顯減磅，但感覺良好。我媽因心臟問題須服抗凝血藥，於幾天前覆診時醫生告知凝血度數過高……其後知道每天進食兩個奇異果而告知不妥，因服抗凝血藥病人只可進食單一維他命及避免過量進食某些食物……嚴先生，我認為正常人對此食法沒有不妥，但對服某些藥物的病人或有不良反應，特在此告知。YY」

有人對奇異果和油拔法沒有反應。不過即使是這樣也不要緊，民間療法千千百百，總有一樣適合你的，我們再繼續找。

奇異、油拔、實戰錄

奇異果有很好的清宿便功能，但它性寒。

有一位叫「樂鼠」的讀者想出來一個非常好的方法，她在前一天晚上將三、四粒紅棗及小量水煮滾，第二天去核連水加入奇異果一並攪汁。這對怕寒可是不喜歡薑味道的朋友是一個好消息。很感謝你，樂鼠，你的創意和分享會幫到很多人！

樂鼠說，她的胃脹消失了，胃口大開，腰圍卻小了兩吋。她同時也有做油拔法（見本書頁一六〇），第二天已覺神清氣爽。十天後，皮膚也細膩了。樂鼠是一位很幸運的小姐，有人對奇異果和油拔法沒有反應。不過即使是這樣也不要緊，民間療法千千百百，總有一樣適合你的，我們再繼續找。

讀者Alice說：「奇異果有吃，不過體重沒有上落。油拔法早晚做，做完之後很多小便，晚上睡得好覺，我會當它是一種保健自療法，沒有害處。」

讀者蔡竹筠說：「小兒腸胃敏感，十分容易肚瀉。他兩星期前每天早上飲兩杯奇異果汁(由於他不喜歡薑味，因此沒有加薑)到現在，最初一星期比過往還瀉得厲害，至少一天肚瀉兩次。但他說肚瀉不但沒有不舒服感，還把他的肚腩瀉走了。最近這個星期已沒有肚瀉了，真是萬分神奇。」每個人反應不一樣，但總的來說是好的。

游小姐便便不成形，便後難清理。她每天早上吃兩個綠色的奇異果，沒有連皮吃，一個小時後吃早飯，偶然在晚飯前也吃一個，三星期後大便恢復正常。之前，吃中藥也沒有用。她媽媽七十八歲，便秘，吃奇異果後隔天有便。

第十一章

患癌戒肉助康復

如果有癌症，最重要的就是要在短期內盡可能攝取到最大量 B_{17}。

病人已經缺乏胰酵素了，不能再吃肉來消耗更多的胰酵素。

大部分的醫生都不是營養師，他們不瞭解。

東子師傅………說起他的癌症病人，「只要一吃肉，我能感覺到營養都往腫瘤跑，癌細胞搶肉吃。」

如果有癌症，最重要的就是要在短期內盡可能攝取到最大量B_{17}。

癌症的飲食

癌症化療後不應該吃甚麼？克雷布斯博士Dr. Krebs父子是美國另類癌症醫生，要求他的病人不准吃肉。

癌症可以看做是一種多元缺乏症（deficiency disease），癌症患者多數缺乏兩種營養素：消化蛋白質的胰酵素和維他命B_{17}。他認為病人已經缺乏胰臟酵素了，不能再吃肉來消耗更多的胰臟酵素，缺乏胰臟酵素，癌症細胞就可以躲過免疫系統的監視，這時飲食中如有足夠的B_{17}，它就能提供了身體的第二道防線。

如果有癌症，最重要的就是要在短期內盡可能攝取到最大量B_{17}。克雷布斯博士Dr. Krebs建議成人每日生吃十粒帶苦味的杏仁來預防癌症，例如中藥的北杏即含有B_{17}。少數癌症病人吃了杏仁會有噁心反應，診療中心建議減少食用量，讓身體適應後再漸漸增加份量。中醫傳統上用苦杏仁的劑量是三至九克沖泡，因苦杏仁有毒性。

其他含豐維他命B_{17}的有：桃子種仁、蘋果種籽、美國棗子種仁、李子種仁、櫻桃種仁、及油桃種仁。其他含有B_{17}的食物還包括：小米（millet）、蕎麥（buckwheat）、夏威夷豆（macadamia nuts）、竹筍、綠豆、利馬豆、青豆等等。食物中含有胰臟酵素的有青木瓜及鳳梨。癌症病人最好每天食用一個小青木瓜及半個鳳梨。

癌症不可以吃肉

癌症病人不可以吃肉。原因如下：

「身體內有許多細胞處於原生胚胎期，這些細胞是用來修復組織的……當我們的身體有病變，激素便會刺激這些細胞來修復，修復好了則由胰酵素來關掉修復工程。如果沒有關掉，這些細胞就會不斷地分裂而形成腫瘤。」

「換言之，癌症是身體自己產生的，而非外來物，所以它可以名正言順的以修復工程的名義來逃避免疫系統的監視。這時飲食中如有足夠的維他命B_{17}，它就能提供了身體的第二道防線。」

「癌症患者多數缺乏兩種營養素：消化蛋白質的胰酵素和維生素

B_{17}。B_{17}只對癌細胞具有毒性，會選擇破壞癌細胞，而對正常的組織則不會造成傷害。如果免疫系統低落，又沒有攝取足夠的維他命B_{17}，癌症就慢慢形成。」

維他命B_{17}只存在於果子的種仁、豆類、及一些粗糧中，青木瓜及鳳梨中含量豐富，市面沒有人工合成的維他命。所以，「醫生要求他的病人吃素及改變飲食習慣，不准吃肉。病人已經缺乏胰酵素了，不能再吃肉來消耗更多的胰酵素。缺乏胰酵素，癌症細胞就可以躲過免疫系統的監視。如果病人吃肉，癌症就會復發。」

這是三藩市的癌症專科醫生克雷布斯博士Dr. Krebs父子兩代人的臨床研究結果。不吃肉營養從什麼地方來？肉類蛋白質，進到癌症病人身體以後去了什麼地方？明天繼續。

不吃肉營養何來

有一位讀者化療後，希望按照我介紹的「癌症的飲食」去實行沒有肉的養生膳食，她把願望請教醫生，醫生朝她的臉扔下一句話：「不吃肉營養從什麼地方來？一定要吃肉！」

大部分的醫生都不是營養師，他們不瞭解。比如杏仁，我已經介紹過：「每一百克杏仁中含能量五百一十四大卡，是牛羊肉的四倍，但妙在，它增加體能的同時卻不增加體重。每週至少食一次杏仁的人比不食杏仁的人患心臟病的比率低兩成半。每週食五次杏仁的人比每週一次也不食的人患心臟病的比率低五成。」

又比如芝麻，據《神家本草經》記載：「芝麻，補心臟，益氣力，長肌肉，填髓腦，久服強身」。據現代營養學分析，芝麻含有人體所需的多種營養素，其蛋白質含量多於肉類，其中氨基酸含量十分豐富，含鈣量為牛奶的兩倍，還含有維他命A、D及豐富的B族維他命。芝麻含脂肪更為豐富，高達五成四。

又比如核桃，一斤核桃仁相當於五斤雞蛋或九斤牛奶的營養價值，對食道癌、胃癌、鼻咽癌、肺癌、甲狀腺癌、淋巴肉瘤等有抑制作用，對癌症患者還有鎮痛、提升白血球及保護肝臟等作用。

又比如洋蔥及大蒜的營養成分，已經被確認在預防和控制癌症、二型糖尿病、心血管疾病、高血壓等疾病方面，具有相當高的價值。反觀動物蛋白質，對癌細胞是控制還是鼓勵？肉類蛋白質，進到癌症病人身體以後去了什麼地方？明天繼續。

戒肉

癌症細胞搶肉吃

肉類蛋白質，進到癌症病人身體以後去了什麼地方？

「醫生要求他的病人吃素及改變飲食習慣，不准吃肉，病人已經缺乏胰酵素了，不能再吃肉來消耗更多的胰酵素，缺乏胰酵素，癌症細胞就可以躲過免疫系統的監視。如果病人吃肉，癌症就會復發。」

這是三藩市的癌症專科醫生克雷布斯博士 Dr. Krebs 父子兩代人的臨床研究結果。我知道我前天已經說過這一點，事實上我在幾個月以前也已經說過這一點。Dr. Krebs 父子是西方醫生。

我在專欄中不時講到的東子師傅是中國氣功師，他有不少的癌症病人，他很忙，我們難得見一次面，我在專欄中寫癌症飲食的事他並不瞭解。有一天我們見面的時候，他說起他的癌症病人，「只要一吃肉，我能感覺到營養都往腫瘤跑，癌細胞搶肉吃。」

這是氣功治療師在治療癌症病人時的發現，是珍貴的第一手臨床經驗。Dr. Krebs是通過化驗室得出的結果，東子師傅是通過自己的手感探測到病者身上的氣流變化，得出的結果與化驗室的一樣，反證了這位西方專家的說法。

不過話說回來，無論Dr. Krebs和東子師傅，都不是傳統醫學所認可的「正統療法」，知道為什麼嗎?「在七百億美元的化療工業的今天，依靠癌症討生活的人數比死於癌症的人還多。」傳統醫學不可能不知道，化療法漏洞百出，但也已經很難回頭。可以多少補救一點的，是一顆為了病人而保持開放的心。

第十二章

男兒膝下有「奇辛」

打太極也有人戲稱為「摸蝦」。我也練拳，多年前剛開始練的時候，也懷疑這種拳有問題，因為總是在磨膝蓋，所以膝蓋會疼。

脾經和胃經都經過大腿和膝蓋，脾胃受寒、受熱都會引致膝蓋疼痛。冷氣入侵引起的風濕、久坐，都會令膝蓋痛。把以上的因素一一照顧到，膝蓋就不痛了，

康復後要多做點跨步運動(像跨欄一樣大步走)，及不可久坐。

下坡時不能以腳尖先着地，否則全身的重量全部在膝蓋上，要腳後跟先下地。

男人真是一輩子都是沒有大腦的頑童。四季穿一條單褲，或者是一條裙子，就叫「關節長時間受涼」。……

護膝

打太極打出病

霍醫生是一位脊骨神經科醫生，他有幾位因為長期打太極引致骨骼受傷的病人。我聽見後大為驚訝，太極有益心身，古今中外沒有說它不好的，難道這其中有隱情？

霍醫生的太極病人大都是膝蓋出了問題。太極的動作看來像經常在原地轉膝蓋，所以膝蓋上的軟骨都被磨損了。我眼前浮起一個早上在公園裏常見的畫面：一群人弓着腰在空氣裏摸，所以打太極也有人戲稱為「摸蝦」。

我也練拳，多年前剛開始練的時候，也懷疑這種拳有問題，因為總是在磨膝蓋，所以膝蓋會疼。師傅說，這是姿勢不正確的原因。太極每一個轉動，都是盆骨帶動身體在動，這是最關鍵的一個基本功，你看見膝蓋動，其實是盆骨在動。盆骨帶動了下肢。如果你用膝蓋帶動身體，身體的重量就放在了膝蓋上，膝蓋上下之間的軟組織就會被磨損。

大部分的師傅在教太極的時候，只注重教套路，不注意教基本功，有時候自己也成了其中的受害者。霍醫生的病人中還有一位白鬚老人，他自稱打太極已經超過半世紀，後腰背部痛的直不起來。他告訴醫生，是打太極打出了毛病。這其實是位真正的摸蝦高手，因為只有摸蝦才彎腰弓背。一個人彎腰弓背幾十年，老來不腰痛才怪，腰背不變形已經是個奇跡。

打太極時，不論任何時候，頭與後頸部都要直，頭頂中間的頭髮，要好像被一根繩吊了起來，垂直掛在天上。腰要鬆，好像坐在水上，水的浮力把身體托了起來。而拳中每一個動作，都發自於盆骨。太極雖好，也要姿勢正確。

把這一點打通，膝關節的疼痛也就舒緩了，快過打針。

治膝蓋痛的要點

原則上，如果膝蓋沒有摔傷過，沒有因為過分運動而引起勞損，這個辦法就真的有效。如果已經有傷患，就要先治好。

以下是拉筋法：把一條腿伸直，擱放在欄杆上。另一條踩在地面的腿也要盡量伸直，目標是擱在欄杆上的腿與身體呈九十度，若有困難，就從矮開始。據練功的人說，提起的腿和身體的角度如果大於九十度，身體的很多疾病都可以祛除。

抬高腿後，用一隻手扶欄杆平衡身體，另一隻手輕握成拳敲打臀部上的痛點。這個痛點是由於坐太久形成的，就是所謂的坐骨神經痛。把這一點打通，膝關節的疼痛也就舒緩了，快過打針。拍打完一條腿後，換另一條腿，各打三百下。拉筋時不要勉強自己，防止拉傷。

有醫生會説：膝蓋痛是退化。沒有退化！除了上述的拉筋、拍打，還要照顧好脾胃。脾經和胃經都經過大腿和膝蓋，脾胃受寒、受熱都會引致膝蓋疼痛。冷氣入侵引起的風濕、久坐，都會令膝蓋痛。把以上的因素一一照顧到，膝蓋就不痛了。但保養是一輩子的，不會因為不痛了就斷尾。

市面含有葡萄胺和關節素的保健品也有效，(Glucosamine+MSM)，這種營養品在美國、加拿大，二百五十粒一瓶的可服用一百二十五天，每粒含有的葡萄胺和關節素各高達一千五百毫克，還不到二十美金。在香港，類似的藥品花二百五十元港幣也吃不到一個月。政府怎會容忍這種現象？連紅酒都平民化了，這些對大眾有益的營養品更應該平民化。

拉筋法治膝蓋痛

讀者朋友Frienjohn有非常寶貴的經驗。如果不是外傷、勞損、尿酸引起的膝蓋痛，都可以試。

首先為自己檢查：將一隻腳踏在椅子上，把重心移到這隻腳上。椅子上的這一邊臀部肌肉會拉緊，用力按臀部肌肉，會發現有些地方有痛點。這個位置就是筋收縮點。手握空拳用力敲打，筋腱便會放鬆。可能收縮點不只一個位置，可再用之前的方法去找收縮點，再拍打。每個痛點打三百下。當痛點消除，膝蓋關節上的筋便已經放鬆，也就不痛了。

如果膝蓋還是有點痛，可能是膝關節有點移位。可嘗試站立起來，雙腳微微分開，好像是站樁，微微的把着力點放在痛的關節部位，但不可繃緊。要放鬆，雙手可扶着椅子或枱，以保持身體平衡。然後微微屈曲有痛點的關節，向左打一圈，然後再向右打一圈。

如果你做得正確，會聽到「啪」一聲，膝關節便是復了位。要注意重點，膝蓋打圈時，腳掌一定不能移動，腳掌移動復位動作就不成功。如果以上手法正確，膝蓋痛便大部份消除，上下樓梯也不會痛，是即時見效的。但如果病情較嚴重，便要多做幾次，因為長期收縮的筋腱會出現回彈的情況。康復後要多做點跨步運動(像跨欄一樣大步走)，及不可久坐。

Frienjohn說，他在患痛症時，四出查看有關書籍及學習整復手法，經過與其他患者施術，效果非常理想，所以提供與大眾分享。謝謝他的菩薩心腸。

護膝

治理和鍛煉膝蓋

拍戲是集體行動，坐七人車去外景地，貓着腰從車裏鑽進鑽出，用的是膝蓋上的力，膝蓋居然會痛！人從下肢先退化，這是個嚴重的警號。

我不敢怠慢，加緊每天早上的腿部拉筋。這是我每天都要做的運動，前兩天因為忙，停了兩天，今天補做，發現筋已經又縮緊了。我抱怨自己，又上網找有關資料，一看又嚇一跳，原來不能每天做同一個動作，否則肌肉會因為疲勞而變得衰弱，「但不使用又會使它萎縮。」我的腿正是這個感覺。運動要有變化！就是說交叉練習。我找到了一些資料和大家分享。運動之前：一、手掌拍打膝蓋的外側、內側各兩分鐘。二、拍打後膝窩兩分鐘。三、搓揉膝蓋兩分鐘。四、跪膝兩分鐘。不要跑步，會傷害膝蓋。下坡時不能以腳尖先着地，否則全身的重量全部在膝蓋上，要整個腳掌一起下地。

物理治療師提供了一組方法治理和鍛煉膝蓋。「站立抬腳」：一、背靠牆壁站立。二、舉起一隻腳，膝蓋不要彎曲，盡量舉高。三、維持五秒鐘後，膝蓋彎曲放鬆五秒鐘。四、重複伸直膝蓋與放鬆共五次。五、換腳實施五次。六、慢慢增加運動的時間，讓支撐膝蓋的肌肉能更為強壯，可嘗試增加時間到十秒。

「腳掌轉動」：一、躺下或坐在椅子上，將兩腳伸直，腳尖朝上對準膝蓋。二、繃緊大腿肌肉，把腳盡量轉向外側，並保持十秒鐘。三、繃緊大腿肌肉，把腳盡量轉向內側，並保持十秒鐘。四、重複三次。

「兩腳互壓」：一、躺下或坐在椅子上，將右腳放在左腳腳踝上。二、在下面的左腳往上抬的同時，上面的右腳往下壓。三、大腿肌肉繃緊並保持十秒鐘。四、換腳實施。五、重複五次。

暖氣冷氣與膝蓋

這兩年來經常膝蓋痛，我開始把膝蓋痛當成一個焦點課題，先是從發生在自己身上的經驗開始。

有很長的一段時間裏，膝蓋在下樓梯時痛，但因為有時痛有時不痛，所以置之不理。很多年以後的一個夏天晚上，睡覺時被冷氣凍醒，當時膝蓋已經作痛。這個痛會隱藏，到了第二年春夏之交，黃梅天的時候，在公車和戲院裏遇上冷氣，會突然痛得不能走路，過程很戲劇化。

再往下為了減肥，每天在山坡上來回的急走，幾天以後，膝蓋以及旁邊的韌帶痛得不能走路。我的膝蓋關懷之旅由此開始：我患了關節炎嗎？「膝關節疼痛往往被忽視，或者被武斷地認為是關節炎，其實導致的原因有很多。多數關節疼痛並不是由外傷所引起，關節長時間受涼和巨大的溫差是導致關節疼痛的主要原因。尤其在冷暖交替之際，低溫或巨大的溫差會導致肌肉和血管收縮，引起關節疼痛。如果遇到這種情況，首先要盡可能地保暖，可以採用熱敷的辦法；其次就是降低運動量，讓關節得到休息。」

在香港生活，沒有幾個人在家裏裝暖氣。我想起在剛過去的冬天，我在一個開放中央暖氣的酒店房裏過了一個晚上，第二天只有三度，但整天上下樓梯一點也不痛，腰腿特別有力。我的經驗證實了專業醫生的觀點，「關節長時間受涼和巨大的溫差是導致關節疼痛的主要原因。」關節痛與年齡有關係，尤其是運動過量引起的痛。但具體從甚麼年齡層開始？三十歲！（續）

護膝

關節長時間受涼

關節長時間受涼和巨大的溫差是導致大部份關節疼痛的主要原因。

何謂「關節長時間受涼」？女生是因為一年四季穿裙子的原因。香港的夏天比冬天還冷。而人過了三十，腿就開始退化，您的美腿要長年經受冬天的摧殘和夏天冷氣的咬喫，能不痛嗎？

男生理論上得關節痛的應該少，但又不是。不知道從甚麼時候開始，男生的面褲下面除了內褲，就不能多穿一條保暖用的褲。只要穿了，那條褲就叫「虧佬褲」，是腎虧才穿的，穿了就是虧佬，所以大男人不穿。

我以為只有小時候在學校裏才與這種幼稚，想不到進社會後，堂堂大男人還是不好意思被人知道穿了「虧佬褲」。男人真是一輩子都是沒有大腦的頑童。

四季穿一條單褲，或者是一條裙子，就叫「關節長時間受涼」。這種痛還不是關節炎，用熱毛巾熱敷後，按摩骨頭邊上的幾個穴位，如膝眼、鶴頂、梁丘、血海、陽陵泉、陰陵泉等，每天按摩兩次。晚上泡腳至出汗，也有效。

據説這種按摩可以附帶治療關節炎。但關節炎也分好幾種。運動過度會引起關節炎，比如經常步行、爬山、打球、或者蹲起運動較頻繁。患者會覺得膝關節疼痛，完全伸直時疼痛加重，但關節活動並不受到限制，勞累後症狀明顯。關節炎單靠日常保健是很難自愈的，最好盡快請醫生明確診斷，以免貽誤治療的最佳時機。

第十三章

「病從口入」，就從口「拔」！

漱口並在喉嚨發出咕嚕咕嚕聲，意外的發現會有預防感冒的效果，即使只是用自來水漱口，都可以減少四成感冒。

「這是我偶爾在網上發現的另類療法，這個療法除了對糖尿病，還對例如心臟、高血壓等也有幫助。開始我是抱着試試看的心態，誰知道血糖真的穩定下來……」

任何人五歲以上都可以做油拔法，婦女在妊娠和月經期間也可以練習，如果有假牙的人要先將假牙脫下。

油拔

漱口功

很多做了媽媽的朋友都喜歡「嚴浩秘方集」中介紹的飲水提肛法。飽起靜說，生了孩子後，「身體裏的東西都往下掉」，飲水提肛法練習了以後，「真的好正！」她說，現在不止在早上做，只要一喝水就做。

這裏再分享一個「漱口功」。漱口可以減少四成感冒，這是日本京都大學保健中心所長川村孝教授研究所發現的。當患感冒時，常常發現喉嚨發炎紅腫，那是附着在喉嚨的病原體惡化所致。漱口並在喉嚨發出咕嚕咕嚕聲，意外的發現會有預防感冒的效果，即使只是用自來水漱口，都可以減少四成感冒，比漱口藥水效果更好。

開始時，京都大學的研究團隊針對日本各地大約十八歲的三百八十四名志願者，分成以自來水漱口、含碘漱口藥水漱口、未漱口三組，進行兩個月追蹤調查。每次漱口二次，每次十五秒，每日進行三回以上。結果顯示，與未漱口組相較，自來水漱口組的感冒發病率減少四成，使用具殺菌效果的含碘藥水漱口組則減少一成。漱口可以去除附着在喉嚨黏膜上的感冒病毒，預防感染，但是含碘漱口藥水殺菌效果過強，反而驅逐了作為屏障的外在細菌。

漱口方法：一，先含口自來水，去除口內的食物渣滓，吐掉。二，重新含一口水，從喉嚨發出咕嚕咕嚕聲，一次五秒以上。吐掉。三，重複含水、漱喉嚨的動作，共六次，不少於共三十秒。每日進行三回以上。一個簡單的動作，有時候能發揮大作用，不過要養成習慣才起作用。

油拔法

油拔法，oil pulling，是遠在澳洲的蘋果讀者Judy介紹推薦的，在老番之間原來早就使用和傳頌。

她繼續説：「這是我偶爾在網上發現的另類療法，這個療法除了對糖尿病，還對例如心臟、高血壓等也有幫助。開始我是抱着試試看的心態，誰知道血糖真的穩定下來，如果有運動，步行四十五分鐘，或游泳五百米，第二天的空腹可以去到四點二。吃完東西兩小時後的血糖保持在五點六至六左右。就算晚上出去吃，第二天的空腹血糖仍能維持在六點一或六點二。」（編注：空腹血糖值大於七為糖尿病診定指標）

「就拿今天為例，我們全家出去飲茶。除了普通的燒賣點心外，還是忍不住，自己再吃了一份豬腳薑、白糖糕和cheesecake（嚴浩按：這位小姐真能吃）。看在一星期一次，算了，呵呵！回家後散了個步，大概一小時，兩小時之後驗血糖是六點九。不過我的心得是：運動和忌口的確很關鍵。希望這個療法可以幫助在懷孕期間和在哺乳期，和其他有需要的朋友們。衷心祝福大家快樂安康！」

以下是Judy推薦的油拔法：「一早空腹，未刷牙，連水也還沒喝，含十毫升（約一湯匙）的冷榨cold pressed芝麻油（不是普通的煮菜芝麻油），安靜的坐着，把油在齒間遊來遊去。注意不要把油吞下，最少十五分鐘，最多二十分鐘。然後把油吐出。這時油已經變成很稀的奶白狀，然後漱口，最好用鹽水，最後記得把洗手盆清理乾淨。」

油拔法實踐過程

Judy歸納了一些注意事項以及常見問題。在早上空腹取一湯匙精製葵花籽油或芝麻油（兩個小匙，或十毫升）。閉上口，輕抬下巴，不需急或用力，將油輕鬆地在牙齒間拉過，猶如咀嚼似的，總時間為十五至二十分鐘。

千萬不要用油漱喉嚨。最初的油是粘稠的，十五分鐘後，油會變成奶白色。如果吐出時油的顏色仍然是黃色，可能時間不夠長或油量太多。吐出油後，照常刷牙。多喝水。

注意事項：不要將油吞下去，或者吐在人行道上、植物上，要從廁所中沖走。如果您對特定的品牌油過敏，改變油的品牌或使用不同的油。網上數千個油拔法用者的經驗，是冷榨葵花籽油或者冷榨芝麻油(cold pressed sunflower or sesame oil)是第一選擇。如果買不到，才用精煉的(refined sunflower or sesame oil)。除了這兩種以外的油，據說沒有療效。Judy覺得冷榨芝麻油較好。(嚴浩按：我用在超市買的精煉葵花籽油，請在產品上認定「精煉」或「refined」這字)。兒童五歲及以上，只一茶匙(五毫升)的油就可以。

任何人五歲以上都可以做油拔法。婦女在妊娠和月經期間也可以練習。如果有假牙的人要先將假牙脫下。如果想一天做多過一次，在餐後做要等四個小時。在喝任何飲品後，要等一個小時。

整體療法油拔法

「油拔法」流傳到西方以後，得到普遍的認同。

有一位Dr. Karach用這個方法在他的病人中推廣，從而收集了大量珍貴的第一手資料，成為這個療法的西方專家。他甚至把漱口後的油拿到實驗室的顯微鏡下檢查，發現油中含有從身體中帶走的千萬細菌。

他把實驗的結果編成書，澳洲的Judy把其中的內容節錄下來，推薦給蘋果的讀者，以下是一些常碰到的問題：油拔時，可能會想打噴嚏或咳嗽。要及時放鬆慢慢做，減低刺激。如果無法抑制，吐掉油，平復以後再重新含油繼續。如果痰湧進嘴裏，吐掉被污染的油，用新鮮油從新做。如果有大小便的衝動，是由於油拔前沒有排清，可以索性坐在馬桶上做。

Dr. Karach說：慢性疾病可能需要一年才治好，而急性疾病可以在二至四天內治癒。要堅持練習，直到重新恢復青春活力、頭腦清明、良好睡眠、好食欲及恢復好記性為止。

Dr. Karach指的各種疾病，包括：偏頭痛、肺炎、牙疼、血管堵塞、濕疹、潰瘍、胃病、腸病、腹膜炎、腦膜炎、心、白血病、風濕、腎、肝、肺、婦科。還有神經系統、中風、腦炎，和阻止惡性腫瘤長大、治癒傷口，也治癒長期失眠。對癌症、愛滋也有療效。最顯著的療效是治療牙齒鬆、牙齦流血，牙也迅速變白。

油拔法不是針對某一個特定的病，它是從整體上讓人重新恢復健康。

油拔法的原理

油拔法的西方專家Dr. Karach在一個國際醫學會上發言，說曾經用這個方法治好了一個有十五年白血病歷史的病人，也治好過一個已經沒法正常走路的類風濕病人。

Dr. Karach用中醫的理論解釋其中原理：「舌頭上很多穴位，聯繫到腎、肺、肝、脾、心、膀胱、小腸、胃、大腸和脊椎，油拔法刺激了氣脈，所以起到治療的作用。」

醫生特別提到一點：「在身體恢復以前，原來的症狀有一段時間會有惡化的跡象，不要停止，這說明身體在恢復中。」這叫好轉反應，我自己就有類似的經驗。比如傷風，我在受寒以後練功，在寒氣被從身體中反逼出去以前，會在幾分鐘以內，經歷噴嚏、鼻塞、甚至流鼻涕的傷風病徵，然後就好了。有一次被北京同仁堂的所謂按摩傷了背，幾個月以後，在半醒的狀態中，背上受傷的地方一陣劇痛，然後就好了。

醫生補充說：「有的人身上同時有幾種疾病，治療初期會明顯惡化，這是因為病灶正被衝擊，導致次病源一個接一個冒出來，甚至會發燒。這時，病人要堅定不移繼續用油拔法。」

總的來說，必須理智鎮定，油拔法只是在嘴裏含油漱口，緊張甚麼？在有好轉反應時，可以增加到一天兩次到三次，也可以停止幾天，等身體舒緩後繼續操作，這都取決於身體反應和嚴重程度。同時，在醫生的同意下，減少服藥。並不是所有病例都會有這種好轉反應，大多數情況發生在慢性和長期病患的治療上。

油拔法加強版

讀者Judy在油拔法的基礎上又加上了我推介的養生法，效果好像更好了，步驟如下：

一，早起，先練蘇東坡的吐納按摩養生法。（見《嚴浩特選秘方集》頁一八六）

二，做油拔法，做之前先攪動舌頭。很奇怪，以前口水不多，所以較難把油漱口漱到稀薄的狀態，攪舌後便容易多了。（見《嚴浩特選秘方集》頁一九〇）

三，二十分鐘後，吐出油，用鹽水漱口，然後像平常一樣用牙膏刷牙，最好用不含fluoride的牙膏。

四，吃十穀米。（見本書頁三十六）

如果想加強效果，每天可以多做一到兩次的油拔法。只要是吃完東西四小時後及喝完水一小時後，就可以做。比如我游泳後回家，如果剛好是吃完東西的四小時後及喝完水的一小時後，我就會多做一次油拔法。回想起來真的很快就見效，我做了三個多月油拔法，感覺血糖真的穩定下來，精神也好很多。

孕婦是可以做油拔法的。如果有糖尿，開始做的時候，血糖有可能反而會升高一點。不要怕，只要堅持下去，血糖就會慢慢恢復正常。我懷孕初期還不知道這種療法，所以用戒澱粉和運動度過難關。話又說回來，不要因為有了有效的療法，就可以懶和貪吃，一定要保持運動和少吃甜食，尤其是孕婦。

此外，做完油拔法後要多喝水，用提肛吞水法更好。把油吐出後用鹽水漱口時，在喉嚨咕嚕一下更好，但在做油拔法時千萬不要咕嚕。

油拔法和失眠

讀者路易絲來信：「你在七月廿五日所提及對不起那個小姐，應該是我了，哈哈哈哈……我向來夜睡不肯上床，幾年前在工作以外還要應付專業考試，在壓力下身體出了毛病：暗瘡爆發，情緒易怒易躁，低落悲觀。」

「晚上溫習完上床後，腦袋不停轉，不是想工作便是學業或是人際，要躺很久才會入睡。早上起來很累。長期全身筋骨也是緥硬，頸部轉到一個位便痛。一個外表看來健康的人會是這樣，但我只是三十出頭，體檢報告又說我很健康！」

「以下是做油拔法的經驗。一，皮膚好像更有彈性和水份，做了兩天，家人說我的面色沒有之前暗，明亮了。二，睡眠，第一日做的效果簡直意想不到，上床前已有睡意，上床後很快睡着，而且是深睡，第二早起來覺得樣子發光。不過之後幾天入睡效果沒有第一晚那麼明顯，可能當知道油拔法對睡眠有幫助的時候，反而有些影響。但總的來講，身體的時鐘好像在被調校中，比起以往會大約早兩小時發睏和入睡。上到床後腦袋不像以往左想右想，若配合你早前講的冥想，效果會很好。」

路易絲是在早上和睡前一小時各做一次油拔法，「每次空肚做足二十分鐘」，她用的是普通的精煉葵花籽油，「我妹妹做了兩日都説失眠，她是用olive oil，被她插得狗血淋頭……哈哈哈哈……」

Olive oil應該也可以的。

第十四章

保健提肛望勿忘

身體有自我復原的本能，但是必須為身體提供條件，選擇吃藥以前，先回顧一下自己的身體為甚麼得病，從起居飲食上想，生活習慣上想，大部分的病，是身體裏太不乾淨了，把身體打掃乾淨，俗稱排毒，調節一下飲食，自然就好了。膀胱出了問題，也可以在做提肛法以外，吃奇異果。

吞水提肛法鍛煉了整個小腹內臟，對便秘和小便失禁都有效，對前列腺、婦科、男科都有效，由於同時也鍛練了喉嚨吞嚥的肌肉，老來也不會吞嚥困難。

提肛法
實戰討論

「本人體弱多病，食很多藥，最近大半年更有膀胱敏感症，令生活十分不便。母親便着我學習閣下專欄的提肛法。最初做幾天，好像有點改善，但之後便不知何故會有反效果，反而更多小便，甚至遺尿，於是無法繼續。隔了一點時間後，重新嘗試，但過了幾天，又有反效果，又要停。懇請閣下給予意見。」

首先重新溫習一下吞水提肛法：每天起床後喝第一杯水時，分三十次至五十次小口吞下，每吞一次，同時提肛一下。提肛，或叫縮肛，是像忍大便一樣縮一下肛門，要稍用一點力，慢慢做。

這位讀者的身體反應，是身體告訴當事人你，這個動作對你的病是有用的。你說的反效果，是身體復原以前的反彈，堅持做，症狀便

你說的反效果，是身體復原以前的反彈，堅持做，症狀便自然慢慢減輕，以至復原。

自然慢慢減輕，以至復原。

從心理上，也要理智一點，提肛，這麼簡單無害的一個動作，本來就是身體的自然反應，怎麼會反過來有害於身體？身體有自我復原的本能，但是必須為身體提供條件。選擇吃藥以前，先回顧一下自己的身體為甚麼得病，從起居飲食上想，生活習慣上想。大部分的病，是身體裏太不乾淨了，把身體打掃乾淨，俗稱排毒，調節一下飲食，自然就好了。

膀胱出了問題，也可以在做提肛法以外，吃奇異果。我家不是賣奇異果的，所以不用特意每天為奇異果叫賣，但奇異果恰好是走脾胃和膀胱經的，吃的時候加一小片生薑，用攪拌機一起攪爛，或者剁成薑茸，混在奇異果裏吃。我還是推薦去毛後，連皮吃。金黃奇異果比較好。

趁早學做提肛法

老外公八十多了，一口牙掉剩兩隻，但堅決不肯鑲牙。我外母把每頓飯都替他攪爛，讓他吃糊糊，把他照顧的很好。最近，老外公得了一個病：疝氣，就是小腸氣。

疝氣發病以兒童和老年人多見。兒童疝氣在一歲以內是有可能自愈的，但一歲以後的疝氣就不可能自愈了。女性和男性都有患疝氣的可能，男性多於女性。男性較多見的與睾丸下降有一定的關係。

引起小腸氣的原因，最常見的包括老年慢性支氣管炎引起的慢性咳嗽咳痰、長期便秘以及前列腺肥大引起排尿困難等等。這些情況在老年人中十分常見，其他較常見因素還包括重體力勞動和運動、肝硬化腹水、妊娠等等。吸煙人群的小腸氣發生率遠高於不吸煙人群。得了疝氣只好去動手術。

我有點內疚，對外母說，如果我早點教會老外公提肛法就好了。外母說，外公老了，教他也未必聽明白。吞水提肛法鍛煉了整個小腹內臟，對便秘和小便失禁都有效，對前列腺、婦科、男科都有效，由於同時也鍛煉了喉嚨吞嚥的肌肉，老來也不會吞嚥困難。如果老外公能早十年、二十甚至三十年練習，現在大概就不一樣了，老來也就舒服得多。

吞水提肛法不但起床後可以做，長日無事也多做縮肛動作，站或坐都可以做，最好都是一面喝水一面做，大腸中水份充足，大便容易排出。人活在這個地球上久了，地心吸力把我們的內臟一點一點的往下扯，提肛法收緊了我們的內部肌肉，把我們的內臟又一點一點地往上提回去。吃甚麼藥也沒有這樣的效果。

第十五章

吾今碰壁人笑「𢇲」，他朝學我知是誰？

這部電影的監製，他說看不見，好奇我怎麼可以讀得下去，因為我長期用眼用得比他多。他說他從日本買了一副眼鏡，鏡片是放大鏡片，上面還附帶一個電筒，他就用這副電筒放大鏡來閱讀。我想，按摩頭皮絕對有明眼的作用。

縮筋大多數是從不運動開始的，所以再懶再忙也要起碼開始撞牆。撞牆是懶人養生的恩物，……

「我當時正患着因椎盤骨引發的嚴重坐骨神經痛，右腳整隻痛、小腿常處於作抽筋狀態、站立時電痺感覺直達腳趾，……直至我試撞牆功，剛開始撞，奇怪，就覺得很舒服。撞了二百下，我也不信，腰痛輕了，腳部的痛痺也輕了。」

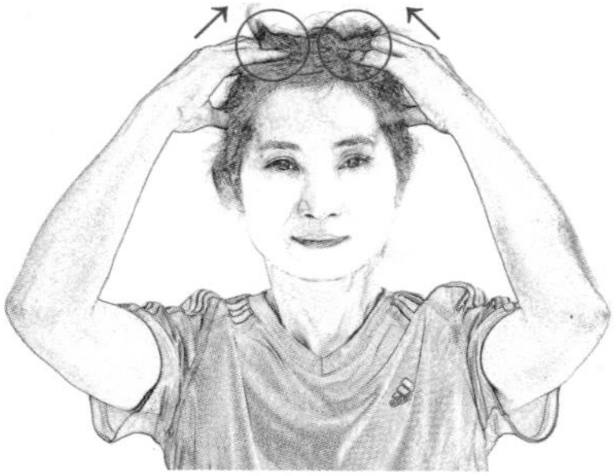

向上梳至頭頂

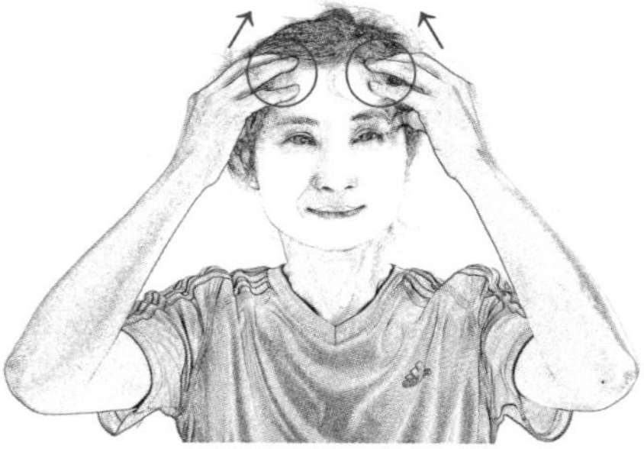

兩掌心向著臉部，十指尖
及指肚接觸臉頂臉旁髮際

撞牆、十指梳頭

拍戲的時候，攝影師看見我一下又一下地用背撞牆，以為導演終於承受不了工作壓力，瘋了。其實用背撞牆可以醒腦，所以我沒事就去「撞牆」。

背後的一條督脈從尾閭到頭頂，督脈通暢，腦供血就充足，不會因為缺氧而頭暈昏沉，還能預防老年癡呆，每天做三百次五百次都可以。

另外一個同樣簡單有效的方法：梳頭。不是用梳子，而是用十指手指肚梳。由於不傷毛囊，所以會令髮質更健康。梳頭時掉下的頭髮好比樹上的枯葉，每天都會掉。按摩頭皮有助刺激長出健康的新生頭髮，能夠治療脫髮、頭皮多、白髮等，幫助頭髮增

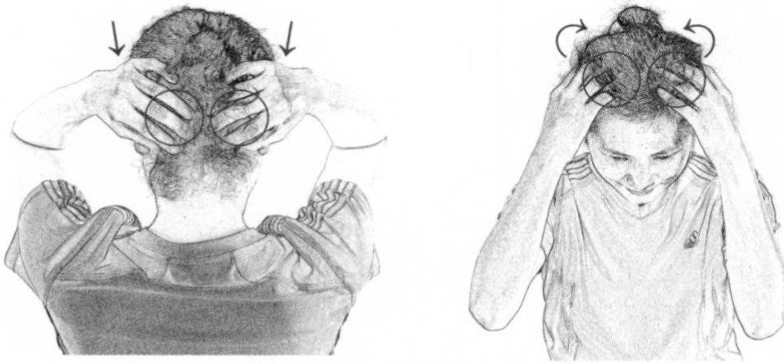

繼續往後梳至後腦

加光澤。

按摩頭皮後手指上沾有頭油，那是身體的痰濕氣，正是這種東西引起了脱髮。頭的兩側是膽經，佈滿二十多個穴位，每天梳三五百次，等於按摩了肝膽。頭髮濃密明亮，肝腎必強，人也不會總昏昏沉沉。頭的正面有膀胱經，每天按摩，有助抵禦風寒，不易感冒。按完頭的正面與兩側，再用手指去尋找頭皮上的痛點、硬點，找到了就慢慢把它們揉開。

我們劇本上的字體印的很小，阿Carl是我們這部電影的監製，他説看不見，好奇我怎麼可以讀得下去，因為我長期用眼用得比他多。他説他從日本買了一副眼鏡，鏡片是放大鏡片，上面還附帶一個電筒，他就用這副電筒放大鏡來閱讀。我想，按摩頭皮絕對有明眼的作用。不過阿Carl愛抽雪茄，如果抽煙再加上熬夜，視力是否更容易受影響？

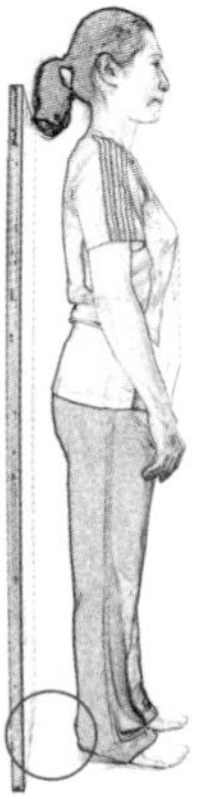

站在牆壁前，腿
不能貼住牆根

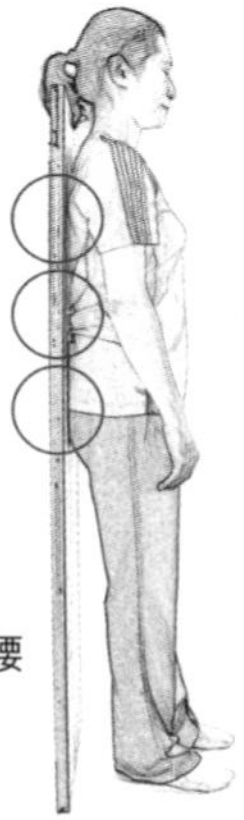

同時撞擊腰
背、屁股

撞牆功的練法

撞牆功怎麼練？當然撞牆不是用頭去撞，是背過身，用背去撞牆，好像小朋友玩一樣。

我其實在以前的文章中已經說過：「我的經驗是，腳不能貼住牆根，離開一點，以腰、屁股和背為撞擊點，或者同時撞擊這幾個地方，每次撞從一百到一千下，每天一到兩次。」就是這麼簡單。

至於做的時候，腳要具體離牆多遠，手要怎麼擺，力度應該怎樣掌握，等等，都要靠練習的人自己去發現和體會。參與、發現、分享，這是「半畝田」的精神，「半畝田」的另外一半要靠大家一起耕耘。

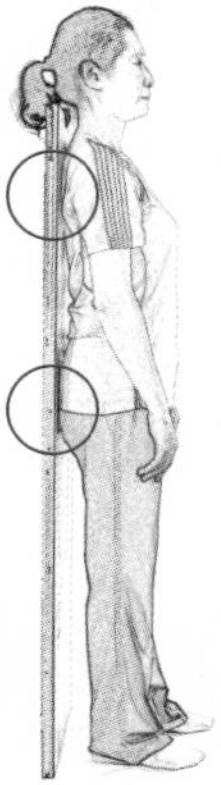

同時以屁股及背撞擊牆壁

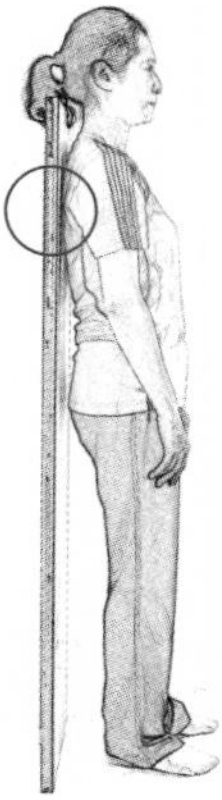

只以背部撞擊牆壁

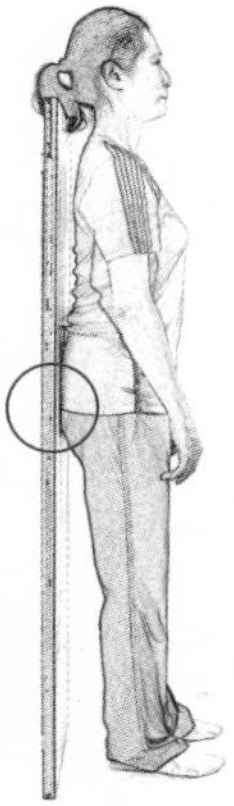

只以尾骶骨撞擊牆壁

讀者蓮達來信分享，說撞牆法改善了她的坐骨神經痛，這是一篇非常有價值的實戰文章，網上有關撞牆的文章百百千千，但沒有一篇講得這麼具體。再一次謝謝蓮達小姐的分享，您的經驗會鼓舞和啟發很多人。（見後頁）

有的讀者來信中，不約而同地提到有痛症，有男士有女士，才都是三十多，四十以下。有的是因為坐的多，有的卻是站的多，「好像全身被人打了一頓」。這種痛症，大多與縮筋有關。如果不理，發展到內臟病完全有可能。縮筋大多數是從不運動開始的，所以再懶再忙也要起碼開始撞牆。

撞牆是懶人養生的恩物，張敏儀有一天和小思、Amy So到我家玩，敏儀一進門就去撞牆。她說這個方法很好，她可以一面看電視一面做。我還有幾個「懶人看電視運動法」，留到下次再講吧。

撞牆治坐骨神經

「我讀到了你所講的『撞牆』，我就跟着試了。我當時正患着因椎盤骨引發的嚴重坐骨神經痛，右腳整隻痛、小腿常處於作抽筋狀態、站立時電痺感覺直達腳趾，冬天時，也曾試過尿床也不自知，我還以為是腎病，原來也是神經問題。」

「每天晚上都好像沒能熟睡，也不能直身仰臥，只能側臥，或是把雙腳抬高幾乎九十度，才能睡一會。半醒欲轉身時，腰骨像要斷了一樣，要非常慢、非常慢的才能轉換姿態，如是情況也過了一年多。莫以為我甚麼不理，自本年正月，我積極接受針灸、物理治療、後來加上游水。四月，是最積極的，一、三、五針灸，二、四、六、日游水。每次都是針灸後，游水後舒服一點，就是說暫停了電痺感。（物理治療對我可說是不起效果）。」

「直至我試撞牆功，剛開始撞，奇怪，就覺得很舒服。撞了二百下，我也不信，腰痛輕了，腳部的痛痺也輕了。如是我每天撞二百下，每天都感到在好轉，我相信不到兩星期的時間，以上所有腳部痛徵都消失了。唯有腰椎這個根源不能治好，骨科醫生說我天生有一節腰椎骨特別短。骨科醫生和物理治療師都向我說過，有些人帶着坐骨神經痛一生的，你可知我一年來多沮喪。未到五十歲，幾時到死呢！」

「自從做了你介紹的『撞牆』，你知我多喜悅呢！在此和身受其苦的人分享，能不花一文，用自己的力量，撞好自己的痛！讀者蓮達」

謝謝您蓮達，您啟發了很多有痛症的人！

第十六章

慎防衰弱須防腎

強腎功，練的是尾龍骨的最後一節。

耳鳴是腎虛的表現，我介紹一個食療：……

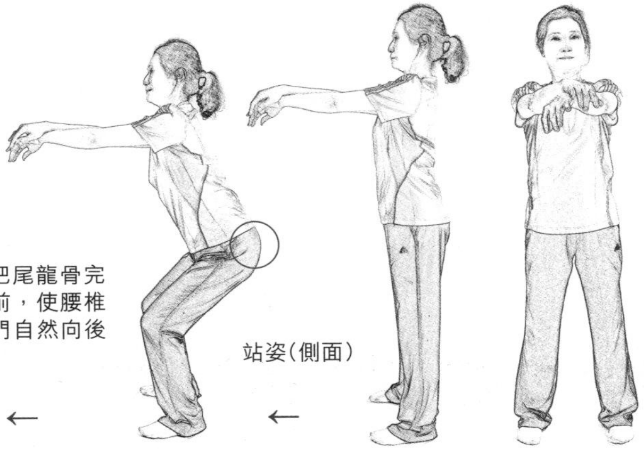

站姿（正面）：膝蹬直、腳四平、腳肩等、臂前舉、腕交叉

站姿（側面）

下蹲：把尾龍骨完全推向前，使腰椎上的命門自然向後突出

內家密法強腎功

讀者來信問強腎功的一些練習細節，我試試把這個功法再用簡單的語言描寫一次：

兩腳分開肩寬。蹲下，站起。在這個過程中，雙臂在胸前保持平伸。兩手的手腕交叉。整個過程腳後跟不離地。

以上是動作，外表看來非常簡單。內家功法的精華，盡在心法。比如太極，其實太極只是芸芸武當功法中，近代才創造的一個功法。但如果只有動作，沒有心法，也只是有形沒有神。強腎功，練的是尾龍骨的最後一節。心法如下：

下蹲的時候，把尾龍骨完全推向前，使腰椎上的命門自然

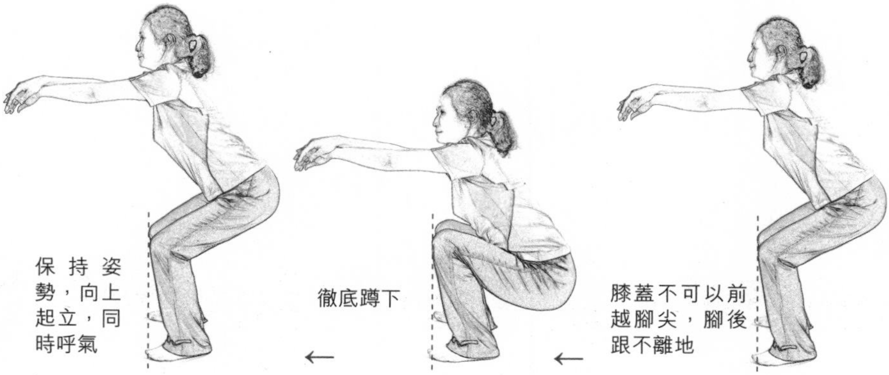

向後突出。

下蹲的過程中，膝蓋不可以前越腳尖，但是不要用眼看，用感應，兩眼要一直平視正前方。站起的時候，膝蓋也不可以前越腳尖，尾龍骨繼續保持完全推向前。膝蓋前越腳尖的意思，是當蹲下站起的時候，膝蓋會因為向前彎，而超過了腳尖。但這樣會有一個平衡的問題，尾龍骨完全推向前，人的重心會往後倒。這時候，平伸在身體前面的雙臂，就幫助了平衡身體。雙臂和雙腿是否用力，可以不理，身體會自然調節。

呼吸自然。如果一定要講究，那麼在站起來的時候，一定要呼，因為這時候身體處於緊的狀態。如果再強吸氣，肺會出毛病。蹲下的時候是鬆，這時候應該吸。

一起一蹲要慢。

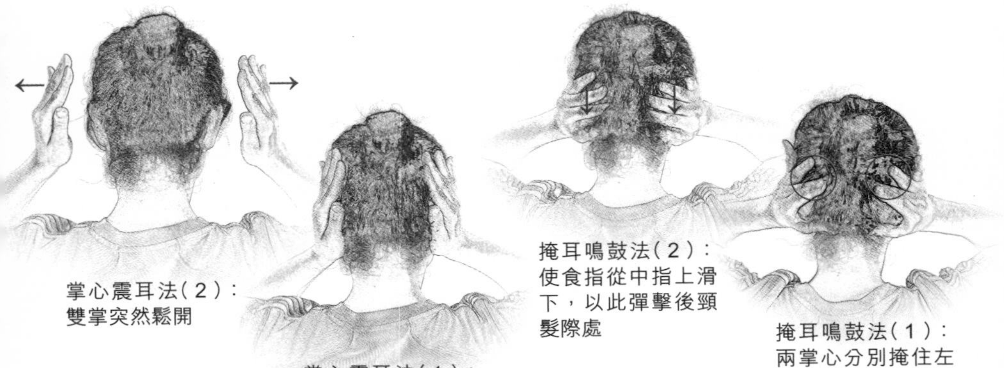

掩耳鳴鼓法（1）：兩掌心分別掩住左右耳，手指托住後腦部，食指壓在中指上

掩耳鳴鼓法（2）：使食指從中指上滑下，以此彈擊後頸髮際處

掌心震耳法（1）：雙掌心分別貼緊雙耳

掌心震耳法（2）：雙掌突然鬆開

耳鳴康復法

「我也是看到你的『耳水不平衡秘方』，服了六次，初步奏效。我也是一個耳鳴病患者，前幾天在網上弄來一個整治耳鳴的方法，經過實踐，哈哈，也告奏效！近幾天即使做劇烈運動，起碼暫時遏止了幾年來揮之不去的耳鳴。方伊桐上」

很感謝這位讀者的分享，耳鳴康復法如下，每項動作都要做，每項做一百零八次：

一，掩耳鳴鼓法：兩掌心分別掩住左右耳，手指托住後腦部，食指壓在中指上，使食指從中指上滑下，以此彈擊後頸髮際處，可聽到咚咚之聲。二，掌心震耳法：雙掌心分別貼緊雙耳，再突然鬆開，聽到叭的一聲，起到震耳的作用。三，過頂提耳

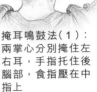

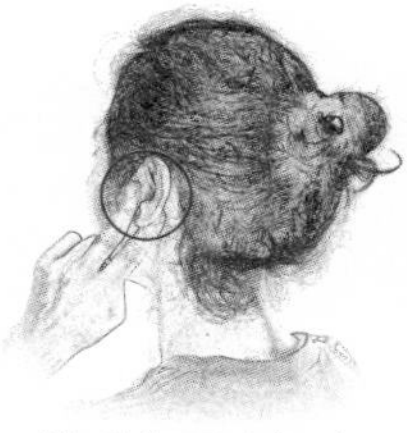

雙手拉耳法（2）：兩手的食指、中指叉開，中指在前，食指在後搓耳根

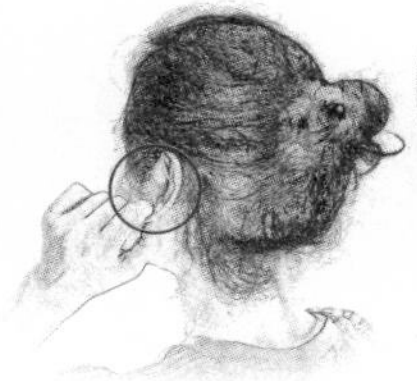

雙手拉耳法（1）：雙手握空拳，用拇指、食指捏住耳垂向下拉，拇指在後，食指彎曲在前

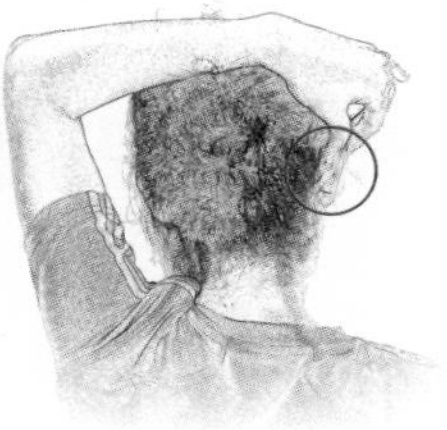

過頂提耳法（2）：左臂彎曲過頭頂，用左手拇指、食指和中指捏住右耳耳尖向上提拉

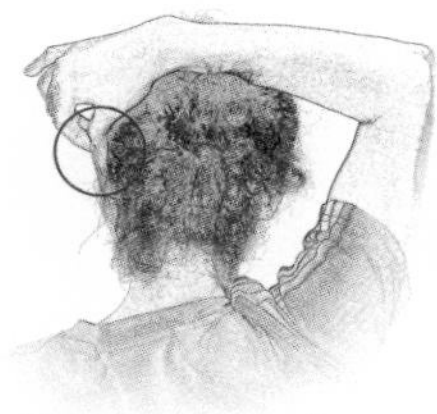

過頂提耳法（1）：右臂彎曲過頭頂，用右手拇指、食指和中指捏住左耳耳尖向上提拉

法：先右臂彎曲過頭頂，用右手拇指、食指和中指捏住左耳耳尖向上提拉，拉一百零八次。再換左手提拉右耳，也拉一百零八次。此動作對肩周炎也有防治作用。四，雙手拉耳法：雙手握空拳，用拇指、食指捏住耳垂向下拉。拇指在後，食指彎曲在前，共拉一百零八次。然後兩手的食指、中指叉開，中指在前，食指在後搓耳根，一上一下為一次。

要根據自己的耐受力，適當掌握速度和壓力，每節做完後局部有發熱感為最好。若耳廓紅腫發炎，不可做。

忌飲濃茶，忌食動物油、肥肉、內臟、煎炸食品。耳鳴是腎虛的表現，我介紹一個食療：紅棗去核五個、菊花十克、黃芪、黃精各二十克、枸杞子十克。補腎、補氣、提神、清肝。我拍戲的時候，老婆每天幫我把材料塞在保暖杯裏，我帶到現場沖滾水，當茶葉喝一天。

藥食小錦囊

四劃

太子參：太子參又叫孩兒參、童參。石竹科的草本植物。性平、味甘、微苦，有補氣生津的作用，在中醫臨床上使用非常廣泛。一般素有口乾、煩躁、心悸、失眠、乏力、食少、手足心熱等氣陰兩虛症狀的病人均可使用。它既可與其他藥物配伍，又能單味煎水溫服，常用劑量為十至三十克，可根據病情適量加減。

太子參的滋補藥力雖然遠遜於人參、黨參及西洋參，但由於藥性平和又同樣具有補氣生津作用，故深受虛不受補的人士歡迎，視之為難得的清補佳品。

毛茄：秋葵，又叫毛茄、羊角豆。秋葵含有豐富黏液，主要是阿拉伯聚糖、水溶性纖維果膠、半乳聚糖等，經常食用有助消化、健胃整腸、增強肝臟及人體免疫力等功效。為免黏液流失，把秋葵整根燙熟來吃最好。秋葵不宜久煮，若烹調時間太長，秋葵表皮會變得太軟令黏液滲出而變得滑潺潺。所以亦有人叫它「潺茄」。

元胡：別名延索，原名延胡索。為罌粟科多年生草本植物延胡索的塊莖，我國大部分地區均有分佈，主要分布在長江以南，以人工栽培為多，但近年亦有發現單片面積達千畝以上的野生元胡。

味苦辛，性溫。歸肺、脾、心包及肝經。功能行血、通小便、除風痺。治氣凝血結、上下內外諸痛、月侯不調、產後血暈、折傷積血。為治血利氣、跌打止痛的主要用藥。

現代研究顯示，元胡對中樞神經系統有止痛和催眠等作用，且有抑制胃液分泌及抗潰瘍作用。一般用量為三至九克。

五劃

可可：製造朱古力的主要材料。根據食用者的經驗，可可的成分能令人產生心情舒暢的內分泌。而朱古力的營養成分亦令人精力充沛。

玉竹：性微寒、味甘、無毒。入肺、胃二經。功能養陰潤燥，生津止渴。能治肺胃陰傷，燥熱咳嗽，咽幹口渴，內熱消渴。

現代醫學研究證實，玉竹還有降血糖、潤澤皮膚的功效。中醫的研究則指出：玉竹可以養陰解表，提升免疫力，減少感冒復發。但若有痰濕氣滯者則忌用。

北芪：本名黃耆，亦稱黃芪。只因產於北方蒙古一帶，故又稱北芪。此藥味甘性微溫。能加速傷口癒合。歸肺、脾、胃三經。乃是平和的強壯藥，能補中益氣、強壯脾胃，更可補虛勞、生血生肌、排膿內託、增強免疫力，乃瘡癰聖藥。

此味藥材視乎用法而發揮不同功能。若生用則固表，無汗發汗有汗止汗。溫用則能實腠理、瀉陰火、解肌熱。炙用則補中益氣、溫三焦、壯脾胃。

但凡胸腹氣悶、胃有積滯、肝氣不和、上焦熱、下焦寒者，均不宜以黃耆進補。

品種以皮黃肉白堅實者為佳品。至於與其他藥材配伍時，則畏防風、惡龜甲及白蘚皮，而喜茯苓。

白蘿蔔：根、葉、皮均可食用，各部份所營養亦略有不同。主要的食療作用是消除飽滯悶結，清滌頑痰及飲食過量。由於蘿蔔中的澱粉及醣等物質在加熱時會大量流失，故在料理時不宜過份烹調；最佳食用方式是清潔妥當後生吃。皮比肉的營養更高，可考慮洗淨後整個磨成泥糊狀食用。性偏涼，火熇食客常備白蘿蔔伴食以減火氣。白蘿蔔泥不僅可供生吃，用以冷敷更可減輕肌肉疼痛、肩膊僵硬及疲勞。

六劃

百合：別名番韭、蒜腦藷。味甘、微寒。歸心、肺經。功能潤肺寧心、清熱止嗽、益氣調中、止涕淚、利大小二便。對於乾咳、久咳、肺病吐血、神經衰弱等症均有療效。據近代研究所得，百合鱗莖含有秋水仙城等多種生物鹼，還含有澱粉、蛋白質、脂肪等物質。故除可增強免疫能力、抗疲勞、鎮靜神經、催眠、止痛外，更有抗癌效用。

竹荀：也叫毛荀，茭荀，是禾本科植物毛笋的嫩苗，屬喬木狀竹類。竹笋含有蛋白質、碳水化合物、多糖類、脂肪、磷、鈣、鐵、維他命B_1、維他命B_2、維他命C等營養成份。根據藥理，竹笋的多糖類有抗肉瘤作用。中國腫瘤研究院取用竹笋的多糖類提取劑來治療癌症，取得一定效果。不過歷代醫家都認為它寒涼有害脾胃，凡是消化不良，體質虛弱者都不宜多食。

但從烹飪的角度看，它是一種很好配菜。可用來煲鴨、炆排骨、炒菜、切絲滾湯、醃酸，或者製成罐頭。經烘乾、晒乾後，可作需要時食用。

七劃

杏仁：有南杏北杏之分。

南杏又名京杏，原名巴旦杏仁。形狀扁平呈卵圓形，長兩厘米多，闊則不足一厘米。由於味甜無苦味，故稱為甜杏仁。其性味甘平無毒，入肺經。功能止咳化痰潤肺下氣。多用於虛勞咳嗽、心腹逆悶等症。

北杏又名山杏，原名苦杏仁。性味苦而微溫，有小毒。過量食用(每次用量不可超過五十毫克即一両)可致命。形狀呈扁平心臟形，長闊約在一厘米左右，基部鈍圓頂端漸尖，左右不對稱，味雖苦但有特殊杏仁香味。入肺及大腸二經。功能止咳平喘、潤腸通便。多用於外感咳嗽、心下急滿、咽喉不適、腸燥便秘等症。與其他藥材配伍時，忌配黃耆、黃芩及葛根。

利馬豆：英文名稱 Lima bean，又稱「牛油豆」(Butter bean)。購買時避免有皺紋、黃色及有污漬外表的貨品；新鮮利馬豆塵是光滑而乾淨的、稍硬而沒有刺激性氣味。只有豐滿、嫩白或綠中帶白的利馬豆適合保存。利馬豆不含所有的必需胺基酸。含量最高的有葉酸、鉀，次之者為鐵、鎂，最後的是塞胺、泛酸、菸鹼酸、鋅、磷、銅，以及含有大量的膳食纖維。

芝麻：古稱胡麻，又稱脂麻、油麻。能補肺氣、益肝腎、潤五臟、堅筋骨、明耳目、耐飢渴、烏髭髮、利大小便、逐風濕氣、涼血解毒，而且能益壽延年抗衰老，是民間最常用婦女產後的補品。

黑芝麻的鐵、鈣含量遠高於白芝麻，粗纖維亦較多。麻油富含不飽和脂肪酸之亞麻油酸，為人體中不可缺少的脂肪酸。

八劃

奇異果：源自中國，本名「獼猴桃」。維他命C含量為蘋果二十至八十倍、柑桔五至十倍。維他命C抗氧化物，能有效阻止致癌物質亞硝酸胺在人體內形成。對醫治消化道癌症和肺癌別有一功。奇異果中的麩氨酸及精氨酸這兩種胺基酸可作為腦部神經傳導物質，可促進生長激素分泌。由於進食奇異果可大幅提高免疫力，對於手術後、身體衰弱的人有一定助益，故大部分醫療界人士都主張進食。至於富含果膠的果皮，所含營養成分亦與果肉大致雷同，紐西蘭原產地的居民食用時均連皮進食。但進食果皮前必先好好處理衛生問題。例如表皮果毛、污染物質等必須確定徹底除去。

九劃

洋甘菊：Chamomile，亦作Camomile，自古被尊稱為「植物的醫生」，因為它能夠治癒附近草木的疾病，「Chamomile」的名稱，具有希臘語「地上蘋果」的意思。洋甘菊在外國一直被用作食療之用。以之泡茶飲用，可以治療失眠、敏感、抑鬱，婦女亦常飲用以幫助消化、美容、紓緩經痛、改善更年期障礙。不少洗髮劑亦將之列入為主要成分。但亦有人對其中所含物質敏感而出現發炎現象。據醫學分析，婦女懷孕初期亦不宜服用。

枸杞子：枸杞的果實，又名枸杞果，為茄科落葉灌木寧夏枸杞的全株。以中國寧夏、甘肅產的為優。味甘，性平，無毒。「久服堅筋骨，輕身不老」(《神農本草經》)。「補精氣諸不足，易顏色，變白，明目安神，令人長壽。」(《藥性本草》)枸杞所含的各種維他命、必需胺基酸及亞麻油可幫助預防脂肪肝，更可以促進人體新陳代謝防止老化。根據研究，枸杞果實和根葉含甜菜鹼、多種不飽和脂肪酸、維他命B_1、B_2、C、菸酸、胡蘿蔔素以及微量元素鈣、磷、鐵等。其中枸杞甜菜鹼有抗脂肪肝和保護肝臟的作用。枸杞有降血壓、降血糖的功效。而肥胖人、中老年人多見脂肪肝、高血壓和糖尿病，枸杞能治療這些病，無疑有利於輕身、健美、長壽。枸杞果還能使機體T淋巴細胞增加，增強免疫功能，所以有延緩衰老、耐老的作用。

十劃

馬鈴薯：別名洋山芋，北方人叫土豆、山藥蛋，廣東人稱之為「薯仔」。原產地為南美。除與其他蔬菜類一樣包含水分澱粉質和蛋白質外，馬鈴薯更富含鉀、磷、鎂和鐵，既有維他命C和多種維他命B，更有不少葉酸及纖維素。至於不良成分如納、脂肪、膽固醇等，含量卻接近零。營養豐富，但因為有提高血的作用，所以糖尿病患者食用時宜小心處理。

茶葉：全球各文明國家消耗量最大的日用品，對大部分人都有好的功效。但因各人體質不同，不同茶的成份及功效都有各自的差別，所以應該因應不同體質飲用不同茶類。例如綠茶葉含維素C最豐富，但性寒，胃寒的人不適合。胃寒者應該喝普洱。而火氣大的人最好喝綠茶及烏龍茶。除了普洱茶是越陳越上品之外，其他茶類都是越新鮮效果越好。存放太久反而對健康有不良影響。另外，在吃過人參、鹿茸之類的補品之後，為免降低補品功效，最好在隨後幾小時內不要喝茶解膩。

夏威夷豆：又名夏威夷果(macadamia nuts)。含有八種人體所需的氨基酸，雖然成份有七成是不飽和脂肪，有預防心血管疾病的功效。

測試夏威夷果仁品質的辦法是：將之放在水裡，如果會浮起來的則顯示脂肪量高可視為優質，不能浮起來的果仁，則顯示含水量較多，是次一等的貨式。

十二劃

菊花：具有止痢、消炎、明目、降壓、降脂、強身的作用。內含菊甙、氨基酸、黃酮類及多種維他命和微量元素能抑制皮膚黑色素，並能柔化表皮細胞去除皺紋、清肝明目。是追求美容人士的常用恩物。並可用于治療濕熱黃疸、胃痛食少、水腫尿少等症。藥性微寒，入肝、肺經。對預防眼睛腫脹、便秘等偏熱症狀有緩解作用。

黃精：又名老虎薑、雞頭參。精性味甘、平，入脾、肺經。它的功效是補脾潤肺。臨床常用於脾胃虛弱，肺虛咳嗽，消渴，病後虛羸等症。具補中益氣，潤肺之功。為百合科植物的乾燥根莖。可分為薑形黃精(原植物為多花黃精)、雞頭黃精和大黃精(又名碟形黃精；原植物為演黃精)三種。

黃精對傷寒桿菌、金黃色葡萄球菌、皰疹病毒、抗酸桿菌有抑制作用，功能抗疲勞、抗氧化、止血及延緩衰老。是醫療界治療肺結核及癬菌病的常用藥物。

十四劃

綠豆：綠豆營養價值很高，研究証實含蛋白質高於大米。所含碳水化合物亦豐富。味甘、性寒，無毒，入心胃兩經，具有清熱消暑，利尿消腫，潤喉止渴及明目降壓的功效，對中暑與咽喉炎等有不俗的療效，向來是民間常用的消暑食品。除了我們最熟悉的綠豆粒外，綠豆皮、綠豆莢、綠豆花及綠豆芽同具食療作用。綠豆可消腫通氣，清熱解毒，補腸胃，治傷風頭痛，常吃補益元氣，和調五臟，通行十二經脈。綠豆皮甘寒無毒，能解熱毒，治頭風頭痛。綠豆芽甘平，解酒解熱毒，利三焦。綠豆莢可治長期血痢。古代名醫扁鵲就有著名的「三豆飲」處方，專治痘瘡癰癤。就是用綠豆、紅豆、黑豆加甘草，煮爛連汁食用。

煮綠豆要靈活應用烹煮時間。要達到消暑功效，則以十數分鐘大火煮沸令湯水呈清澈碧綠，便可連豆渣一併吃下。若為了解毒，則必須以足夠火候將綠豆煮爛，令湯色混濁，其清熱解毒的功效才會較佳。

鳳梨：原產巴西。英文名稱Pineapple的詞義是「松木蘋果」。飽含的酵素已被醫療界提鍊出來治療心壞血症、心臟疾病、燒傷膿瘡及潰瘍等症狀，效果甚好。而鳳梨的葉則是製造萱紙的良好材料。

十五劃或以上

蓮子心：荷花果實蓮子的蕊心。一般人食用蓮子，不論藥用還是食用都會去皮去心。而其中專司藥用的，則以蓮子心藥效最強。

蓮子味甘、澀平。鮮品甘平，乾品甘溫。蓮子肉歸脾經，蓮子皮歸腎經，蓮子心則歸心經。故連皮食用會有固澀之功，若去皮食用，則專主補脾。若能吃苦，進食蓮子心可去心火、清熱解毒、固精安神。大便燥結者不宜多食。

蕎麥：又名烏麥、三角麥，是蓼科植物蕎麥的種仁。性涼，歸脾、胃、大經。功能健胃、消積、益氣力。含有九種脂肪酸，其中主要為對人體有益的亞油酸和油酸，還含維他命B、蘆丁、煙酸和較多的無機鹽，尤其是磷、鐵、鎂。更含有芸香醇，可以強化微血管、防止腦中風等疾病，並防治大腦記憶細胞破壞或失智症。適合食欲不振、飲食不香、腸胃積滯、慢性泄瀉者食用。適合高脂血症、動脈硬化、高血壓症、冠心病等心血管病人食用。還適合出黃汗和夏季痧症者食用。

此外，芸香醇還有提高維他命C功效的效果。對提升免疫力和防止皮膚老化也有幫助。

近代研究指出：蕎麥含有多量蛋白質及其他致敏物質，故容易引起或加重過敏者的過敏反應。蕎麥內含九色螢光色素，食後可致對光敏感症，出現耳、鼻、咽喉、支氣管、眼部黏膜發炎及腸道、尿道的刺激症狀。

蘋果：味甘微酸，性涼。歸肺、脾、胃經。功能生津止渴，潤肺化痰，除煩解暑，益脾開胃，醒酒，止瀉。

營養豐富，含有多種維他命和酸類物質、類黃酮、碳水化合物及果膠、維他命A、C、E、鉀和抗氧化劑。蘋果含鈣量亦比一般水果豐富，有助於代謝掉體內多餘鹽分。蘋果酸可代謝熱量，對下半身有減肥效用。果中的可溶性纖維果膠則可解決便秘。果膠還能促進胃腸道中的鉛、汞、錳的排放，調節機體血糖水平，預防血糖驟升驟降。

病症小錦囊

四劃

中風：又名卒中，分出血性中風及缺血缺中風兩大類。患者發病時會突然暈倒、不省人事，而且伴有口角歪斜、語言不利、半身不遂，亦有患者沒經過昏厥亦突然出現口歪、半身不遂。中醫命名為「中風」，是因為它發病急驟，症見多端又變化迅速，與自然界的風之善變特點相似，故名。

西方醫學界則將之判為急性腦血管病，並將腦梗塞、腦出血、腦栓塞、蛛網膜下腔出血等症屬都撥入本病範疇。本病發病率和死亡率甚高，即使病者沒有因失救而死亡，亦常在發病後留有後遺症。近年來世界各地人口的發病率不斷增高，發病年齡也趨向年輕化，因此，是威脅人類生命和生活質量的重大疾患。

五劃

白血病：俗稱血癌。是一種非常複雜的癌症，泛指各種與血液細胞有關的惡疾。由於種類多，必項要透過驗血及抽骨髓觀察細胞的形態，才能確診屬於哪一種白血病。它沒有明顯的病徵，又沒有早期或晚期之分。一旦發病便來勢洶洶，癌細胞在幾天內就可以蔓延全身，導致身體衰弱而引起併發症，最後會因感染肺炎導致器官衰竭而病逝。

雖然如此，但白血病也是治癒率較高的癌症，例如何傑金氏淋巴腫瘤就是復原率最高的血癌之一。

失眠：指無法入睡或無法保持睡眠狀態導致睡眠不足。一般來說，有幾下情況的都被視作失眠：(一)難以入睡。就寢後半個小時不能入睡。(二)易於驚醒。晚上覺醒時間超過半小時。(三)睡眠持續時間短於正常。即醒的過早。失眠對人體的傷害主要是精神上的，一般不會使人致命。但長期失眠會使人脾氣暴躁，攻擊性強，記憶力減退，注意力不集中，精神疲勞。失眠對人精神上的影響容易導致器質性的疾病，還會使人免疫力下降，使人的身體消耗較大。

六劃

耳鳴：耳朵在沒有外來聲音的刺激下，卻聽到聲音，而且經常是擾人的噪音。根據統計報告，耳鳴患者約佔耳科門診病患的十分之一。僅次於聽力不良的患者，而這些患者中約有百分之五的人，抱怨因為嚴重的耳鳴情形，而影響其日常生活，造成其身心疲乏不堪。

耳鳴臨床表徵非常多樣化，耳鳴臨床上的表徵，呈現非常多樣化，可以是單側性或雙側性，也可以是連續音或間斷音、高頻音或低頻音、或其他各種不同的音色，例如：蟬鳴聲、嗡嗡聲、滴答聲、轟隆聲、蟲叫聲、叮噹聲等。

耳水不平衡：由於耳內粘膜水腫引致。眩暈是十分常見的症狀，其病因甚多。有因內耳眩暈、高血壓、嚴重貧血、腦震盪、神經衰弱、某些藥物中毒、中暑及暈動病等。若因耳病所致者，醫學上稱耳源性眩暈，其主要病徵有頭暈眼花，站立不穩，視周圍物體旋轉，如坐船的自覺症狀。此種眩暈以「膜迷路積水」最為常見，俗稱「耳水不平衡」，醫學上又稱為「美尼爾氏病」。

肌肉痿縮：一種腦內科疾病的統稱，其中有多種不同類別，包括：運動神經細胞疾病、脊髓肌肉萎縮症、多發性硬化症、重症肌無力和肌肉營養不良症。主要因為中樞神經細胞出現毛病或肌肉本身缺乏某種蛋白質，引致肌肉功能消失，逐漸呈現肌肉無力、抽搐、顫抖、退化和萎縮等現象。病情嚴重者甚至會出現吞嚥困難，咳嗽和呼吸功能衰退，直接威脅性命。

患者雖然全身肌肉無力，不能說話，但對自己的病情發展及肌肉功能的狀況卻是有充份意識的。

血管堵塞：又稱血管閉塞、血管栓塞。導致血管堵塞，是由於血液中的血小板過分活躍。當血小板過分活躍時，會黏在血管壁上，促使氧化後的膽固醇堆積，進而演變成血脈血管硬化。而已經硬化的血管更會變成血小板聚集的溫床，使血液凝結成塊堵塞血管，最後形成血管堵塞。高血壓、生活緊張形成壓力、吸煙等等，都會令正常的血小板轉趨活躍，從而開始了上述的惡性循環，引發腦栓塞、心肌梗塞、靜脈曲張等等，或其他血管堵塞造成的病症。

八劃

肺炎：肺部感染細菌或病毒引起肺氣胞發炎的病況。因感染的病菌不同，肺炎有多種類型。而以在香港曾出現過的沙士肺炎(非典型肺炎)最致命，但並非最常見。常見的有肺炎雙球菌性肺炎和金黃色葡萄球菌性肺炎等。亦有一些肺炎是吸入病毒而引起的。當肺炎擴散時，有機會併發胸膜炎、心肌炎。若發高燒時，還會有假性腦膜炎等重症。最嚴重時會突然惡化成血中毒以至休克，若失救的話隨時會致命。

十劃

高血壓：最常見的心血管疾病之一，尤其在中老年人群。當在休息狀態或放鬆身體時，血壓仍持續高於正常水平（正常血壓值：上壓140mmHg/下壓90mmHg），便屬於高血壓。

十一劃

淋巴癌：又稱惡性淋巴瘤。淋巴癌的症狀，主要是在身體上出現異常腫大的淋巴結。由於早期不痛不癢，因此常被人所忽略。大約六成的淋巴癌都是首先在頸部發現淋巴結腫大，開始時衹單一腫結，慢慢腫結數目增加而且越脹越大。淋巴癌的發病部位可出現於全身淋巴系統任何一處，如下頷、下顎、前頸部、鎖骨上、腋下、鼠蹊部、縱膈腔或腹部動脈旁，有時甚至發生於內臟器因而引起壓迫症狀。若發生於胃、小腸或大腸則可能有腹脹、便血、嘔吐、腹痛等消化性潰瘍或胃腸機能障礙之症狀；若淋巴瘤侵犯骨髓，則可能產生臉色蒼白、發燒、不正常出血等泛血球減少症，有時在周邊血液裡可見異常淋巴球出現。

偏頭痛：一種原因不明、反復發生的頭痛，每次頭痛持續四至十二小時。頭痛的特徵包括：半邊頭痛，像抽痛或脹痛，伴隨心跳或脈搏跳動，痛的厲害常會噁心嘔吐，怕光怕吵；此外，走動、上下樓梯或頭晃動都會加劇頭痛。有些病人在休息睡覺後就會好了，但許多病人都需要頭痛藥的幫忙，才能解決頭痛的痛苦。到目前為止，偏頭痛仍無法根治。

十三劃

腹膜炎：由於細菌進入腹腔所引起腹膜受到感染，是腹膜的合併症狀。腹膜炎若持續得不到適當護理，可能令病患者身體發生水腫、腹膜黏連纖維化造成過濾功能不足，嚴重者甚至連輸藥導管亦必須拔除而無法繼續執行腹膜透析治療。所幾一旦有病人發生腹膜炎，醫護人員都會視為急性病症處理。理論上沒有「慢性腹膜炎」的。

腦膜炎：可粗分無菌性腦膜炎及細菌性腦膜炎。無菌性腦膜炎是因為腦部感染腸病毒而發病，通常可完全康復痊癒而且不會出現後遺症。細菌性腦膜炎則是由於感染到雙球菌、流感嗜血桿菌、肺炎鏈球菌等細菌與及其他病毒而發病，癒後比較有可能留下後遺症，如：智能減低、聽力受損、癲癇等。

病發時，可能出現突發性發燒、嚴重頭痛、頸部僵硬、食慾不振、噁心、嘔吐、畏光、精神紛亂、嗜睡等等病徵。病情會十分嚴重。染上雙球菌的病人身體會出現紫紅疹。嚴重者或會休克甚至死亡。

引致腦膜的細菌及病毒均可透過直接接觸病患者的鼻喉分泌物而傳播。即使是身體健康全無病徵的人，鼻和喉部亦可能帶有這些細菌。

十五劃

潰瘍症：皮膚、黏膜等等表面創傷。成因甚多，症狀可幾是輕微的刺激，亦可幾是很嚴重的疾病。皮膚及內膜表面發生糜爛，就形成潰瘍。通常潰瘍的形狀都是圓形或卵圓形的。身體表面的潰瘍深度相差很大，有的只是表面皮膚喪失了，而有的則深達肌肉甚或骨骼。而最為熟知的當然是發生在消化道的潰瘍，即常見的口腔潰瘍(包括舌瘡、唇瘡、胃潰瘍、十二指腸潰瘍。除此之外，臉面、腹股溝、腿部、臀部和下背部亦常見發生。年老長者或長期臥床病患者容易感染的褥瘡，亦屬於潰瘍病症。

潰瘍表面常覆蓋有膿液、壞死組織或痂皮，愈後遺有瘢痕，可由感染、外傷、結節或腫瘤的破潰等所致，其大小、形態、深淺、發展過程等也不一致。常合併慢性感染，可能經久不愈。

膝關節痛：一種通稱症狀，可由於以下各種成因構成膝關節疼痛：運動創傷、退化、盤骨移位、扁平足、糖尿病、類風濕性關節炎及其它各類關節炎等。

十六劃或以上

糖尿：代謝失調的慢性疾病。病徵是血糖出現異常狀況。進食時，碳水化合物(包括糖分、澱粉質等)經消化後會變成葡萄糖，由小腸吸收後，進入血液循環系統成為血糖。跟著胰臟會分泌胰島素協助血糖進入細胞以供運用。當身體胰島素分泌不足或人體無法利用所產生的胰島素時，血糖便會上升。血糖過高可引致脂肪及蛋白質代謝紊亂，若這種異常狀況繼續下去，慢慢就會引起多種身體系統及器官出現受到破壞的徵狀，包括：心血管、視網膜、神經、腎臟等。

濕疹：又稱「皮炎」，是因為皮膚在受到刺激或炎症影響後所出現的狀態。是皮膚過敏的一種。主要症狀是皮膚劇烈痕癢、紅腫發炎、乾燥粗糙、出現鱗屑、破裂、脱皮、水泡、滲膿、結痂和變厚等現象。濕疹可出現於不同部位如面部、脖子、手和四肢等。如手指受感染指甲會凹陷。濕疹病情時好時壞，與病患者體能及免役系統之抗病能力有莫大之關係。

關節炎：身體關節產生發炎病變的一個統稱。種類頗多，包括類風濕關節炎、骨關節炎、脊椎僵硬症，以及由外傷或感染而引起的關節炎。任何年齡的人都可能患上。是溫帶地域常見的疾病。女性患者是男性的三倍。病因變化多端。至今仍是醫學界未完全破解的謎題。據研究其中一個可能的病因，是由於「自體免疫」現象引起，即在某種情況下，例如一種嚴重的疾病或休克，引發了人體內的連鎖化學反應，最後產生會與人體自身組織發生反應的化學物質。這類化學物質來自關節黏膜組織滑液膜，與這種物質伴隨而來的，是惱人的發炎症狀。

癱瘓：指身體不受大腦指揮而失去活動能力，大分為「全身癱瘓」及「局部癱瘓」兩類。局部癱瘓按患病部位細分成多個病症，如上半身癱瘓、下半身不遂、左或右半側癱瘓、面癱、睡眠癱瘓（俗稱鬼壓床）……等等。患者意識清醒，但無法支使患病部位活動。癱瘓大多為中風（腦血管意外）引起的後遺症，但如腦部或脊椎受到外力傷害到對應體內器官的神經系統，亦可引發癱瘓。

本書功能依個人體質、病史、年齡、用量、季節、性別而有所不同，若您有不適，仍應遵照專業醫師個別之建議與診斷為宜。

嚴浩特選秘方集 2

編著
嚴浩

策劃
阿柿

編輯
林尚武

封面設計
朱靜

版面設計
楊詠雯

攝影
Alvin Lam

動作示範
Marsha

出版
萬里機構．得利書局
香港鰂魚涌英皇道1065號東達中心1305室
電話：2564 7511　　傳真：2565 5539
網址：http://www.wanlibk.com

發行
香港聯合書刊物流有限公司
香港新界大埔汀麗路36號中華商務印刷大廈3字樓
電話：2150 2100　　傳真：2407 3062
電郵：info@suplogistics.com.hk

承印
美雅印刷製本有限公司

出版日期
二〇一五年六月第十六次印刷

ISBN 978-962-14-4726-5

萬里機構　　萬里 Facebook